普通高等学校教材
高等院校基础医学实验教学示范中心建设成果
高等院校数字化融媒体特色教材

配微课视频资源

人体解剖学

实习指导

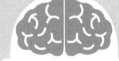

主　编 ◎ 陈伟燕

副主编 ◎ 楼航芳　葛钢锋　陶水良　毕晓晨

主　审 ◎ 张跃明

Practice
Guidance of
Human Anatomy

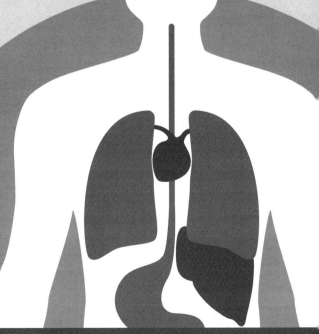

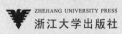

ZHEJIANG UNIVERSITY PRESS
浙江大学出版社

图书在版编目(CIP)数据

人体解剖学实习指导 / 陈伟燕主编. —杭州：浙
江大学出版社，2022.5(2024.8 重印)
ISBN 978-7-308-22579-3

Ⅰ. ①人… Ⅱ. ①陈… Ⅲ. ①人体解剖学－医学院校
－教学参考资料 Ⅳ. ①R322

中国版本图书馆 CIP 数据核字(2022)第 074299 号

人体解剖学实习指导

主编　陈伟燕

丛书策划	阮海潮(1020497465@qq.com)
责任编辑	阮海潮
责任校对	王元新
封面设计	续设计
出版发行	浙江大学出版社
	（杭州市天目山路 148 号　邮政编码 310007)
	（网址:http://www.zjupress.com)
排　　版	浙江时代出版服务有限公司
印　　刷	浙江全能工艺美术印刷有限公司
开　　本	710mm×1000mm　1/16
印　　张	11.25
字　　数	202 千
版 印 次	2022 年 5 月第 1 版　2024 年 8 月第 3 次印刷
书　　号	ISBN 978-7-308-22579-3
定　　价	35.00 元

《人体解剖学实习指导》
编委会名单

主　编　　陈伟燕　浙江中医药大学
副主编　　楼航芳　浙江中医药大学
　　　　　葛钢锋　浙江中医药大学
　　　　　陶水良　浙江中医药大学
　　　　　毕晓晨　浙江中医药大学
编　委　　王野成　长春中医药大学
　　　　　牛晓军　山西中医药大学
　　　　　田新红　河南中医药大学
　　　　　张　路　成都中医药大学
　　　　　张　博　浙江中医药大学
　　　　　陈迎春　浙江中医药大学
　　　　　武煜明　云南中医药大学
　　　　　周　青　浙江中医药大学
　　　　　宋精梅　浙江中医药大学
　　　　　秦　毅　宁夏医科大学
　　　　　俞　洪　浙江中医药大学
主　审　　张跃明　浙江中医药大学

前　　言

　　本实习指导书以全国高等医学院校"人体解剖学"课程教学大纲为基础,在参考国内兄弟院校编写的相关实习指导书的基础上精心编写而成。全书按人体九大系统进行编排,各系统独立成章,每个项目包含目的要求、教具准备、实习内容、复习思考题和重点掌握等内容。由于各院校各专业对"人体解剖学"课程学时安排有所不同,因此在使用本实习指导书时,可对实习项目进行分解或合并,对实习内容作取舍,以适应自身的教学需要。

　　本书编者均为从事人体解剖学教学的一线教师,长期的教学实践使他们积累了丰富的教学经验,把握了人体解剖学教学中的重点和难点。将这些经验融入这本《人体解剖学实习指导》中,不仅能指导学生实习,还能方便学生在繁杂的人体解剖学内容中把握要点进行复习。例如,"重点掌握"所列的内容简明扼要,重点突出,对学生复习备考很有帮助。

　　由于编者学识有限,编写时间仓促,书中欠妥之处甚至错误在所难免,恳请读者批评指正。

主　编

2022 年 5 月

人体解剖学实习要求

一、实习前准备

1. 上实习课前要复习相关理论课的内容，并预习相关实习内容，这样才能提高实习效率。

2. 上实习课时应携带课本、图谱、实习指导书、实习报告本、笔和笔记本。

3. 进入解剖实验室，必须穿上白大衣，不能穿拖鞋。

二、实习注意事项

1. 进入实验室，必须严格执行实验室规则和守则。

2. 不迟到，不早退。

3. 要爱护实验室内的教具和标本，各实验室的标本未经许可不得带出该实验室。不能拿教具和标本打闹玩耍。

4. 实习结束后要把标本、教具整理好归位，做好清洁卫生工作。

5. 实习过程中需注意以下事项：

（1）观察标本时，应参照课本或图谱上的插图，把标本放在解剖位置，分清其上、下、前、后、左、右各个方向，遇有疑难问题，可对照完整标本解决。

（2）对于一些脆、薄、易碎的骨标本（如颅骨和煅烧骨），应轻拿轻放，倍加爱护。

（3）对于湿标本，用手或镊子拿时动作宜轻，不要用力拉扯，避免损坏标本或拉断结构。

（4）实习完毕后，必须把标本、模型整理好，若发现遗失或损坏，应及时向带教老师报告。

（5）对于湿性标本，实习结束后要用湿布盖好或放入保护液中保存。

（6）结合活体观察、触摸和辨识重要的体表标志。

目　　录

第一章

运 动 系 统

第一节 骨 学

实习项目一 骨学总论

视频 1

一、目的要求

掌握骨的构造;熟悉骨的形态;了解骨的理化特性。

二、教具准备

1. 示骨松质、骨密质的骨干纵切剖面标本;示骨膜、骨髓腔、骨髓的湿标本;脱钙骨和煅烧骨;长骨、短骨、扁骨和不规则骨。

2. 成人和儿童胫骨 X 线片。

三、实习内容

人体由 206 块骨组成(表 6-1)。

表 6-1　人体骨骼组成

躯干骨(椎骨、胸骨及肋骨)	51 块
颅骨	23 块
上肢骨	64 块
下肢骨	62 块
听小骨	6 块
共计	206 块

1. 骨的形态

（1）长骨：呈长管状，有一干两端，如肱骨。两端膨大，称为骺。

（2）短骨：形似立方体，如腕骨、跗骨。

（3）不规则骨：形状不规则，如椎骨。

（4）扁骨：多呈板状，如肩胛骨、颅盖骨等。

2. 骨的构造

（1）骨膜、骨质（骨密质、骨松质）和骨髓的观察：取一湿的骨标本，可见在骨的外表包有一层纤维性膜，这就是骨膜。再取一纵剖的长骨标本观察，在骨中央有一腔，称作骨髓腔，其外层色白而致密，称为骨密质，内部结构疏松，称为骨松质。骨密质在骨干最厚，而趋向两端渐薄。骨松质由骨小梁组成，在骨干甚少，愈趋向两端则愈明显。再观察湿标本，可见在骨髓腔及两端骨松质中充填着骨髓。

（2）X 线片（示教）：

① 在 X 线片上按上述部位，可见到骨密质、骨松质、骨髓腔。

② 在小儿胫骨上端（或下端），可见到有不显影的带状或线状部分，称作骺软骨。与成人胫骨对照，可见在成人胫骨上端（或下端）有一均匀一致的白线条，称为骺线。

（3）骨的组成成分：

① 取煅烧骨一段，用手轻压，观察其结果。

② 取一用稀盐酸浸过的骨，试其是否可以弯曲。

③ 再取未经处理的骨，与上述两者比较，并说明其不同的理由。

四、复习思考题

1. 单项选择题

（1）成人骨共有　　　　　　　　　　　　　　　　　　　　（　　）

A. 100 块　　　B. 106 块　　　C. 200 块　　　D. 206 块　　　E. 306 块

（2）腕骨属于　　　　　　　　　　　　　　　　　　　　　（　　）

A. 长骨　　　B. 短骨　　　C. 扁骨　　　D. 不规则骨　　E. 含气骨

（3）属于扁骨的是　　　　　　　　　　　　　　　　　　　（　　）

A. 肱骨　　　B. 跗骨　　　C. 肋骨　　　D. 椎骨　　　E. 上颌骨

（4）具有造血功能的是　　　　　　　　　　　　　　　　　（　　）

A. 骨质　　　B. 骨膜　　　C. 红骨髓　　　D. 神经　　　E. 血管

（5）属于含气骨的是　　　　　　　　　　　　　　　　　　（　　）

A. 腕骨　　　B. 跗骨　　　C. 胸骨　　　D. 椎骨　　　E. 筛骨

2. 名词解释

含气骨;骨质;骨髓;骨膜。

3. 问答题

(1) 试述长骨的构造。

(2) 试述骨的构造。

五、重点掌握

各部骨的数目;骺;骺线;骺软骨;骨小梁;骨的构造;骨膜的作用;骨髓。

实习项目二　躯干骨

一、目的要求

1. 掌握躯干骨的名称、数目、位置及各骨的主要形态结构。

2. 掌握椎骨的一般形态和各部椎骨的特征;胸骨及肋骨的一般形态结构。

3. 掌握躯干骨的骨性标志。

二、教具准备

1. 完整骨架、胸骨、肋骨、骶骨和游离椎骨(包括一般颈椎、寰椎、枢椎、隆椎、胸椎和腰椎)。

2. 串联的椎骨标本或模型。

三、实习内容

躯干骨(51 块),包括椎骨(26 块:颈椎 7 块、胸椎 12 块、腰椎 5 块、骶骨 1 块、尾骨 1 块)、胸骨(1 块)、肋骨(24 块)。

1. 椎骨

(1) 椎骨的一般形态:取胸椎标本观察。

每个椎骨都由椎体、椎弓及由椎弓伸出的 7 个突起构成。椎体为椎骨前份,呈短圆柱状,椎弓是在椎体后方呈弓形的骨板,椎体与椎弓围成椎孔。全部椎孔贯通,构成容纳脊髓的椎管。椎弓与椎体相连的部分较细,称椎弓根,两侧椎弓根向后内扩展变宽,称椎弓板。椎弓根的上、下缘各有一切迹,称椎上切迹、椎下切迹。相邻椎骨的上、下切迹共同围成椎间孔。椎弓上伸出 7 个突起,即向两侧伸出的一对横突,向上伸出的一对上关节突,向下伸出的一对下关节突,向后伸出单一的棘突。

(2) 各部椎骨的特点:

◇ 颈椎:共有 7 个,其中第 1、2、7 颈椎形态特殊。

一般颈椎的特点:椎体较小,椎孔较大,呈三角形。横突上有孔,称横突孔,有椎动、静脉通过。第 2～6 颈椎的棘突较短,末端分叉。

特殊颈椎的特点

第 1 颈椎:又名寰椎,呈环形,无椎体、棘突和关节突(可简称"三无"),它由前弓、后弓和两侧的侧块构成。侧块上、下有关节面,分别与枕髁和第 2 颈椎相关节。前弓的后面有齿突凹,与枢椎的齿突相关节。

第 2 颈椎:又名枢椎,特点是由椎体向上伸出齿突,与寰椎的齿突凹相关节。

第 7 颈椎:又名隆椎,棘突特别长,末端不分叉,体表易触及,是临床计数椎骨和针灸取穴的标志。

◇ 胸椎:共 12 个,其主要特点是椎体两侧和横突上有与肋骨相关节的肋凹。棘突较长,斜向后下,呈叠瓦状。

◇ 腰椎:共 5 个,特点为椎体粗大,棘突短宽,呈板状,水平伸向后方,故相邻棘突之间的间隙较大,临床上可在此处做腰椎穿刺术。

◇ 骶骨:成人骶骨由 5 块骶椎融合而成,呈三角形,底向上,尖向下,前面光滑微凹,上缘中份向前隆凸,称岬。中部有 4 条横线,是椎体融合的痕迹。横线两端有 4 对骶前孔。背面隆凸粗糙,中线处隆起称骶正中嵴,嵴的两侧有 4 对骶后孔。骶前、后孔均与骶管相通,有骶神经前、后支通过。骶管上连椎管,下端的开口称骶管裂孔,裂孔两侧有向下突出的骶角,骶管麻醉常以骶角作为标志。骶骨两侧上份有耳状面与髋骨的耳状面构成骶髂关节。

◇ 尾骨:由 4～5 块退化的尾椎融合而成。上接骶骨,下端游离为尾骨尖。

2. 胸骨

胸骨位于胸前正中,属于扁骨。胸骨自上而下分为胸骨柄、胸骨体和剑突三部分。胸骨柄上缘有三个切迹:中间的称颈静脉切迹;两侧有锁切迹,与锁骨相关节。胸骨中部呈长方形,称胸骨体。体与柄连结处微向前突,称胸骨角,可在体表触及,两侧平对第 2 肋,是计数肋骨的重要标志。胸骨体下端为一骨片,称剑突。

3. 肋

肋由肋骨和肋软骨构成,共 12 对。现只观察肋骨。除第 1 肋外,其余各肋形态大致相同。肋骨为细而长的弓状扁骨,分为中部的体和前、后两端。前端稍宽,与肋软骨相接。后端膨大,称肋头,有关节面与胸椎肋凹相关节。肋头外侧的狭细部分称肋颈。颈外侧的粗糙突起,称肋结节,有关节面与相应胸椎的横突肋凹相关节。肋体分内、外两面及上、下两缘。在内面近下缘有一浅沟称肋沟,其中有肋间神经、血管经过。肋体的后份弯曲度明显处称肋角。

躯干骨观察完毕后,请同学们对照骨标本,在自己身体上摸认下列各骨性标志:隆椎、棘突、骶角、胸骨角、剑突、肋骨。

四、复习思考题

1. 单项选择题

(1) 枢椎是指   (   )

A.第1颈椎   B.第2颈椎   C.第3颈椎   D.第4颈椎   E.第7颈椎

(2) 胸骨角两侧平对   (   )

A.第1肋   B.第2肋   C.第3肋   D.第5肋   E.第7肋

(3) 颈椎的特点是   (   )

A.有横突孔   B.有肋凹   C.棘突呈板状

D.没有棘突   E.没有横突

(4) 肋属于   (   )

A.长骨   B.短骨   C.扁骨   D.不规则骨   E.含气骨

(5) 下列属于躯干骨的是   (   )

A.椎骨   B.肩胛骨   C.锁骨   D.肱骨   E.股骨

2. 名词解释

椎孔;椎管;椎间孔;骶管裂孔;胸骨角。

3. 问答题

(1) 试述椎骨的一般形态和结构。

(2) 试述颈椎的主要特点。

(3) 试述胸骨的结构。

(4) 试述胸椎和腰椎的形态特点。

五、重点掌握

各部椎骨的数目;椎骨的一般形态;椎孔;椎管;椎间孔;寰椎;枢椎;隆椎;各椎骨的特点;岬;胸骨角;肋。

（浙江中医药大学　张　博）

实习项目三 上肢骨

一、目的要求

1. 掌握上肢骨的名称、数目、位置;肩胛骨、锁骨、肱骨、桡骨及尺骨的形态和主要结构;上肢骨的重要骨性标志。

2. 熟悉手骨的分类和排列关系。

二、教具准备

全套上肢骨、完整骨架、成人手骨 X 线片。

三、实习内容

上肢骨共有 32 块×2。上肢带骨:锁骨 1 块×2、肩胛骨 1 块×2;自由上肢骨:肱骨 1 块×2、尺骨 1 块×2、桡骨 1 块×2、手骨 27 块×2(腕骨 8 块×2、掌骨 5 块×2、指骨 14 块×2)。

1. 上肢带骨

(1) 锁骨:位于胸廓前上方,呈"～"形。内侧突向前,外侧突向后。上面平滑,下面较粗糙。内侧端粗大称胸骨端,与胸骨柄相关节。外侧端扁平为肩峰端,与肩峰相关节。其全长均可在体表摸到,是重要的体表标志。

(2) 肩胛骨:为三角形扁骨,位于胸廓后外侧的上份,介于第 2～7 肋骨之间。其可分为三缘、三角和两面。上缘外侧部有一指状突起,称喙突;内侧缘较薄,称脊柱缘;外侧缘肥厚,邻近腋窝,称腋缘;上角在内上方,平对第 2 肋;下角平对第 7 肋,在体表易摸到,为计数肋的标志。外侧角膨大,有朝向外侧的关节面,称关节盂,与肱骨头相关节。盂上、下方各有一隆起,分别称盂上结节和盂下结节。前面贴胸廓,有一大的浅窝,称肩胛下窝。后面有一突出的骨嵴,称肩胛冈,将背面分为冈上窝和冈下窝。肩胛冈向外侧延伸的扁平突起,称肩峰,是肩部的最高点。

2. 自由上肢骨

(1) 肱骨:位于上臂,属长骨,可分为一体和两端。

肱骨上端有呈半球形的肱骨头,与肩胛骨的关节盂相关节。头周围的环形浅沟,称解剖颈。颈的外侧与前方有隆起的大结节和小结节。大、小结节之间有结节间沟。上端与体交界处稍细为外科颈。

肱骨体中部外侧面有一粗糙隆起称三角肌粗隆,为三角肌附着处。在粗隆的后内侧有一斜行浅沟称桡神经沟,内有同名神经通过。肱骨中部骨折可能伤及桡神经。

肱骨下端外侧部有半环形的肱骨小头,内侧部为形如滑车状的滑车。滑车的后上方有一深窝,称鹰嘴窝,前方有一窝称冠突凹。小头的外侧和滑车内侧各有一突起,分别称为外上髁和内上髁。内上髁的后下方有尺神经沟,内上髁骨折或肘关节脱位时,有可能伤及沟内的尺神经。

(2)桡骨:位于前臂外侧,分一体两端。上端稍膨大称桡骨头,上面有关节凹,与肱骨小头形成肱桡关节。头的周围为环状关节面,与尺骨桡切迹形成桡尺近侧关节。头下方稍细,称桡骨颈。颈的内下方突起称桡骨粗隆。桡骨下端粗大,外侧有突向下的锥形突起,称桡骨茎突,为骨性标志。下端的内侧面有与尺骨头相关节的尺切迹。下面有腕关节面与腕骨形成桡腕关节。

(3)尺骨:位于前臂内侧,分一体两端。上端的前面有一凹陷关节面,称滑车切迹(半月切迹),与肱骨滑车相关节。切迹的上、下方各有一突起,上方的称鹰嘴,下方的称冠突。冠突的外侧面有桡切迹,与桡骨环状关节面相关节。尺骨下端称尺骨头,其后内侧向下的突起称尺骨茎突。

(4)手骨:分为腕骨、掌骨和指骨(用串联的手骨标本并结合手部 X 线片观察)。

◇ **腕骨**:由 8 块短骨组成,它们排列成近侧、远侧两列,每列 4 块。由桡侧向尺侧,近侧列依次为手舟骨、月骨、三角骨和豌豆骨;远侧列为大多角骨、小多角骨、头状骨和钩骨。手舟骨、月骨和三角骨近端共同形成一椭圆形关节面,与桡骨的腕关节面及尺骨下端的关节盘构成桡腕关节。所有腕骨在掌面形成一凹陷的腕骨沟。

◇ **掌骨**:5 块,由桡侧向尺侧,依次称第 1~5 掌骨。掌骨分一体及两端,近侧端称为底,远侧端称为头,底与头之间部分称为体。

◇ **指骨**:共 14 节,除拇指仅有 2 节外,其余 4 指均为 3 节,由近端向远端依次为近节指骨、中节指骨和远节指骨。指骨的近端为底,中间部为体,远端为滑车。

上肢骨观察完毕后,请同学们对照骨标本,在自己身体上摸认下列各骨性标志:锁骨、肩胛冈、肩胛骨下角、肩峰、鹰嘴、肱骨内上髁、肱骨外上髁、桡骨茎突、尺骨头、尺骨茎突、豌豆骨和掌骨等。

四、复习思考题

1. 单项选择题

(1) 肩胛骨下角平 （ ）

A. 第 1 肋　　　B. 第 2 肋　　　C. 第 3 肋　　　D. 第 7 肋　　　E. 第 11 肋

(2) 桡神经沟位于 （ ）

A. 肱骨　　　B. 桡骨　　　C. 锁骨　　　D. 尺骨　　　E. 指骨

(3) 掌骨属于 （ ）

A. 长骨　　　B. 短骨　　　C. 扁骨　　　D. 不规则骨　　　E. 含气骨

(4) 属于上肢带骨的是 （ ）

A. 肱骨　　　B. 桡骨　　　C. 肩胛骨　　　D. 掌骨　　　E. 指骨

(5) 关节盂位于 （ ）

A. 锁骨　　　B. 肩胛骨　　　C. 肱骨　　　D. 桡骨　　　E. 尺骨

2. 问答题

(1) 试述肱骨的形态结构。

(2) 试述腕骨的组成和名称。

(3) 试述桡骨和尺骨的形态结构。

五、重点掌握

　　肩胛骨;肩胛骨下角;关节盂;肩峰;肱骨解剖颈;肱骨外科颈;肱骨内上髁;肱骨外上髁;桡神经沟;尺神经沟;桡骨头;桡骨粗隆;尺切迹;桡骨茎突;鹰嘴;桡切迹;尺骨头;尺骨茎突。

实习项目四　下肢骨

一、目的要求

　　1. 掌握下肢骨的名称、数目、位置;髋骨、股骨、胫骨、腓骨的形态和主要结构;下肢的重要骨性标志。

　　2. 熟悉足骨的名称、位置和排列。

二、教具准备

　　全套下肢骨、完整骨架、小儿髋骨。成人足骨 X 线片。

三、实习内容

下肢骨共有 31 块×2。下肢带骨:髋骨(由髂骨、坐骨和耻骨组成)1 块×2;下肢骨:股骨 1 块×2、髌骨 1 块×2、胫骨 1 块×2、腓骨 1 块×2、足骨 26 块×2(跗骨 7 块×2、跖骨 5 块×2、趾骨 14 块×2)。

1. 下肢带骨

髋骨属于不规则骨,幼年时的髋骨由髂骨、耻骨和坐骨借软骨连结而成(可在小儿髋骨标本上观察),15 岁左右软骨骨化,三骨融合成一骨,在融合处的外侧面有一深窝,称髋臼。下部有一大孔,称闭孔。

(1)髂骨:构成髋骨的后上部,其上缘肥厚,称髂嵴。髂嵴的前、中 1/3 交界处向外侧突出称髂结节,是重要的骨性标志,临床常在此行骨髓穿刺抽取红骨髓。两侧髂嵴最高点的连线,约平第 4 腰椎棘突,是临床确定椎骨序数的方法之一。髂嵴前端突起为髂前上棘,后端突出为髂后上棘,在髂前、后上棘的下方各有一突起,分别称髂前下棘和髂后下棘。髂骨内侧面光滑凹陷,称髂窝。髂窝的后部骨面粗糙不平,有一耳状关节面,称耳状面,与骶骨耳状面相关节。

(2)坐骨:构成髋骨的后下部,其下端为肥厚而粗糙的坐骨结节,后者是坐骨的最低点,可触及。结节的上方有一尖锐的突起,称坐骨棘,坐骨棘的上下分别有坐骨大切迹和坐骨小切迹。

(3)耻骨:构成髋骨的前下部,耻骨的上缘锐薄,称耻骨梳。耻骨梳向前终于耻骨结节。两耻骨的相对面为粗糙、呈卵圆形的耻骨联合面。

2. 自由下肢骨

(1)股骨:位于大腿部,是全身最长、最粗的长骨,可分为一体两端。上端有球形的股骨头,与髋臼相关节。头的外下方较细部分为股骨颈;体与颈交界处有两个隆起,上外侧为大转子(同学们将手掌贴在股上部的外侧,并旋转下肢,可以感到大转子在手掌下转动),下内侧较小的为小转子。大、小转子之间,在后方有隆起的转子间嵴,在前面有转子间线。股骨体后方有纵行骨嵴,称粗线。此线上端分叉,向外上延伸为臀肌粗隆。下端有两个向后的膨大,分别为内侧髁和外侧髁。两髁之间为髁间窝,两髁内、外侧面的突起分别为内上髁和外上髁。

(2)髌骨:为人体最大的籽骨,位于股骨下端的前面,股四头肌肌腱内,上宽下尖,前面粗糙,后面为光滑的关节面,与股骨髌面形成关节。髌骨可在体表摸到。

(3)胫骨:位于小腿内侧部,对支持体重起重要作用,故较粗壮,分一体两端。上端膨大,向两侧突出,形成内侧髁和外侧髁。两髁之间的向上隆起称髁间隆起,为韧带的附着处。上端与体移行处的前面有粗糙的隆起称胫骨粗隆,它是股四头肌肌腱的附着处。胫骨体呈三棱形,其前缘和内侧面在体表可摸到。下端内侧面有向下的扁形突起称内踝。

(4) 腓骨:位于小腿外侧,细而长,上端略膨大称腓骨头,头下方变细称腓骨颈,下端膨大称外踝。腓骨头浅居皮下,是重要的骨性标志。

(5) 足骨:可分为跗骨、跖骨和趾骨(用串联的足骨标本并结合足部 X 线片进行观察)。

◇ **跗骨**:每侧 7 块,排成 3 列。后列为距骨和跟骨,跟骨后部的粗糙隆起称跟骨结节,距骨上面有距骨滑车,与胫、腓骨下端相关节;中列为足舟骨;前列为内侧楔骨、中间楔骨、外侧楔骨及骰骨。

◇ **跖骨**:每侧 5 块,由内侧向外侧依次为第 1~5 跖骨。其后端为底,中间为体,前端为头。

◇ **趾骨**:每侧 14 块,除踇趾仅 2 节外,其余各趾均为 3 节。

四、复习思考题

1. 单项选择题

(1) 属于下肢带骨的是　　　　　　　　　　　　　　　　　(　　)

A. 髋骨　　　　B. 肩胛骨　　　　C. 髌骨　　　　D. 胫骨　　　　E. 腓骨

(2) 全身最长、最粗的骨是　　　　　　　　　　　　　　　(　　)

A. 肱骨　　　　B. 桡骨　　　　C. 股骨　　　　D. 胫骨　　　　E. 腓骨

(3) 人体最大的籽骨是　　　　　　　　　　　　　　　　　(　　)

A. 髌骨　　　　B. 髋骨　　　　C. 股骨　　　　D. 跟骨　　　　E. 椎骨

(4) 内踝位于　　　　　　　　　　　　　　　　　　　　　(　　)

A. 桡骨　　　　B. 尺骨　　　　C. 股骨　　　　D. 胫骨　　　　E. 腓骨

(5) 两侧髂嵴最高点的连线约平　　　　　　　　　　　　　(　　)

A. 第 1 腰椎棘突　　　　B. 第 2 腰椎棘突　　　　　　C. 第 3 腰椎棘突

D. 第 4 腰椎棘突　　　　E. 第 5 腰椎棘突

2. 问答题

(1) 试述髋骨的组成及形态结构。

(2) 试述跗骨的组成和名称。

(3) 试述股骨的形态结构。

五、重点掌握

髂结节;髂嵴;髂前上棘;坐骨结节;耻骨结节;耻骨联合面;髋臼;闭孔;股骨头;股骨颈;股骨内侧髁;股骨外侧髁;胫骨内侧髁;胫骨外侧髁;胫骨粗隆;内踝;外踝;跟骨;距骨。

实习项目五 颅骨

一、目的要求

1. 掌握颅骨的名称、数目及重要的孔道和结构。
2. 掌握鼻旁窦的名称、位置及开口;囟的位置和名称。
3. 掌握颅骨的主要骨性标志。
4. 熟悉颅骨的整体观,以及颅底内面观的主要孔道和结构。

二、教具准备

1. 完整颅骨、分离颅骨、颅盖、颅矢状切面和婴儿颅标本。
2. 放大彩颅和筛骨、颞骨、蝶骨模型。鼻腔外侧壁模型。

三、实习内容

颅骨共 23 块(不包括 6 块听小骨),分脑颅和面颅两部分。

脑颅骨共 8 块,成对:顶骨和颞骨;不成对:额骨、枕骨、筛骨和蝶骨。

面颅骨共 15 块,成对:鼻骨、泪骨、上颌骨、颧骨、腭骨、下鼻甲;不成对:犁骨、下颌骨和舌骨。

1. 脑颅骨

脑颅骨共 8 块,位于颅的后上部,围成颅腔,容纳脑。

(1)额骨:1 块,位于颅的前上部。

(2)顶骨:2 块,位于颅盖部中线两侧,介于额骨与枕骨之间。

(3)枕骨:1 块,位于颅的后下部,前下方有枕骨大孔。

(4)颞骨:2 块,位于颅的两侧,参与颅底和颅腔侧壁的构成。其中参与颅底构成的部分称为颞骨岩部,其内含有前庭蜗器。

(5)蝶骨:1 块,位于颅底中部,枕骨的前方,形似蝴蝶。

(6)筛骨:1 块,位于颅底,在蝶骨的前方及左右两眶之间。通过放大的筛骨模型观察,筛骨额状切面呈"巾"字形,分为筛板、垂直板和筛骨迷路三部分。

◇ **筛板**:呈水平位,构成鼻腔的顶。筛板上有许多小孔,称筛孔。

◇ **垂直板**:居正中矢状位,构成骨性鼻中隔的上部。

◇ **筛骨迷路**:位于垂直板的两侧,内含筛窦;筛骨迷路内侧壁上有两个卷曲的小骨片,即上鼻甲和中鼻甲。

2. 面颅骨

面颅骨共 15 块,位于颅的前下部,构成眶、鼻腔、口腔和面部的骨性支架。

(1)上颌骨:2 块,位于面颅的中央,内有大的含气腔,称上颌窦。

(2)鼻骨:2 块,居两眶之间,构成鼻背。

(3)颧骨:2 块,位于上颌骨的外上方。

(4)泪骨:2 块,是一小而薄的骨片,构成眶内侧壁的前部。

(5)腭骨:2 块,位于上颌骨的后方。

(6)下鼻甲:2 块,为附于鼻腔外侧壁的一对卷曲的薄骨片。

(7)犁骨:1 块,为垂直斜方形骨板,构成骨性鼻中隔的后下部。

(8)下颌骨:1 块,位于面部的前下部,可分为一体两支。下颌体居中央,呈马蹄铁形,上缘有容纳下牙根的牙槽。体的前外侧面有颏孔。下颌支是由体向后上方伸出的方形骨板,其上缘有两个突起,前为冠突,后为髁突。髁突上端膨大,称下颌头,与下颌窝相关节。下颌支后缘与下颌体相交处,称下颌角。外面粗糙部称咬肌粗隆。下颌支内面中央有下颌孔,经下颌管与颏孔相通。

(9)舌骨:1 块,呈"U"形,分离独立(借肌肉和韧带与颅相连),位于下颌骨的下方。

3. 颅的整体观

(1)颅盖:取完整颅骨从上方观察,可看到在额骨与两顶骨之间有冠状缝,两顶骨之间有矢状缝,枕骨与两顶骨之间有人字缝。

新生儿的颅:取婴儿颅观察,可见新生儿的颅骨尚未完全骨化,骨与骨之间以结缔组织膜相连结,称为囟。最大的囟在冠状缝和矢状缝会合部,为菱形,称前囟(额囟)。在矢状缝和人字缝相交处有三角形的后囟(枕囟)。

(2)颅底:

◇ **颅底内面观**:取颅底骨标本,可见颅底内面高低不平,由前向后呈阶梯状排列着 3 个凹陷,分别为颅前窝、颅中窝和颅后窝。窝内有许多孔、裂,它们大都与颅外相通,故观察时,应同时查看它们在颅外的位置。

颅前窝:由额骨、筛骨和蝶骨组成,窝中央突起为鸡冠,凹陷部分是筛骨上部的筛板,板上有许多筛孔,向下通鼻腔。孔内有嗅神经根丝通过。

颅中窝:主要由蝶骨和颞骨组成。中央是蝶骨体,体上面中央的凹陷为容纳垂体的垂体窝。窝的前外侧上方有视神经管,管外侧有眶上裂,它们都通入眼眶。颞骨岩部上有三叉神经压迹、鼓室盖。蝶骨体的两侧自前内向后外依次有圆孔、卵圆孔和棘孔。从棘孔有脑膜中动脉沟向外上走行。

颅后窝:主要由枕骨和颞骨岩部组成。窝中央有枕骨大孔。孔的前方为斜坡。孔的前外侧缘有舌下神经管,孔的后上方有枕内隆凸,隆凸的两侧有横行的横窦沟,横窦沟折向前下为乙状窦沟,向下终于颈静脉孔。在颞骨岩部的后面有内耳门,由此通入内耳道。

◇ **颅底外面观**:后部中央有枕骨大孔,孔的后上方有枕外隆凸,孔的两侧有椭圆形的关节面,称为枕髁,与寰椎相关节。髁的前外侧有颈静脉孔,其前方的圆形孔为颈动脉管外口。颈动脉管外口的后外侧有细长的茎突,其后外方为颞骨的乳突。茎突和乳突之间有茎乳孔。茎乳孔前方的凹陷为下颌窝,与下颌头相关节。下颌窝前方的横行隆起称关节结节。前部有牙槽和硬腭的骨板,向后可见被犁骨分成左右两半的鼻后孔。

4. 颅的前面观

颅的前面观由部分脑颅及大部分面颅构成,主要为眶、骨性鼻腔和鼻旁窦。

(1)眶:呈圆锥形,可分为一尖、一底和四壁,容纳眼球及其附属结构。尖指向后内,有视神经管通颅腔。底为眶口,朝向前下,略呈四边形,口的上、下缘分别称眶上缘和眶下缘。眶上缘上可见眶上孔(或眶上切迹),眶下缘中份下方有眶下孔。眶上壁为颅前窝的底。眶内侧壁邻鼻腔和筛窦,近前缘处有泪囊窝,向下续为鼻泪管,通鼻腔。试用探针从泪囊窝经鼻泪管,可通达鼻腔下鼻道。眶下壁为上颌窦的顶。外侧壁与上、下壁交界处后份各有眶上裂和眶下裂,内有血管、神经通过。

(2)骨性鼻腔:位于面颅的中央,它被骨性鼻中隔分为左右两半。观察正中矢状切面颅骨标本或鼻腔外侧面模型,可见外侧壁有三个卷曲的骨片,分别称为上鼻甲、中鼻甲和下鼻甲,每个鼻甲下方的空间分别称为上鼻道、中鼻道和下鼻道。上鼻甲后上方与蝶骨之间的间隙,称为蝶筛隐窝。

(3)鼻旁窦:共 4 对,为鼻腔周围的上颌骨、额骨、筛骨和蝶骨内含气的空腔,分别称为上颌窦、额窦、筛窦和蝶窦,各窦都与鼻腔相通。额窦位于额骨内,开口于中鼻道;上颌窦最大,位于上颌骨内,开口于中鼻道,其窦口高于窦底,故直立时不易引流;筛窦位于筛骨迷路内,由许多不规则的小房组成,可分为前、中、后小房,其中前、中小房开口于中鼻道,后小房开口于上鼻道;蝶窦位于蝶骨体内,开口于上鼻甲后上方的蝶筛隐窝。

5. 颅的侧面观

通过完整颅骨侧面观察,可见中部有一骨性孔,为外耳门,门后方是乳突,前方为颧弓。颧弓上方的凹陷为颞窝,在颞窝区内,额骨、顶骨、蝶骨、颞骨四块骨交汇处称翼点。此处骨质薄弱,当发生外伤和骨折时,易损伤其内的脑膜中动脉前支,引起颅内血肿。

颅骨观察完毕后,请同学们对照颅骨标本,在自己身体上认真摸认下列骨性标志:乳突、枕外隆突、下颌角、下颌头和颧弓。

四、复习思考题

1. 单项选择题

(1) 成对的脑颅骨包括 （　　）

A. 颞骨　　　B. 额骨　　　C. 蝶骨　　　D. 枕骨　　　E. 筛骨

(2) 不成对的面颅骨包括 （　　）

A. 鼻骨　　　B. 泪骨　　　C. 上颌骨　　　D. 下颌骨　　　E. 腭骨

(3) 不含鼻旁窦的骨是 （　　）

A. 额骨　　　B. 蝶骨　　　C. 上颌骨　　　D. 筛骨　　　E. 颧骨

(4) 咬肌粗隆位于 （　　）

A. 下颌骨　　　B. 犁骨　　　C. 上颌骨　　　D. 颞骨　　　E. 颧骨

(5) 上颌窦开口于 （　　）

A. 上鼻道　　　B. 中鼻道　　　C. 下鼻道　　　D. 蝶筛隐窝　　　E. 眼眶

2. 名词解释

翼点;人字缝;下颌角;鼻旁窦。

3. 问答题

(1) 试述脑颅骨的组成和名称。

(2) 试述面颅骨的组成和名称。

(3) 何谓鼻旁窦,各开口于何处?

(4) 试述骨性鼻腔的形态结构。

五、重点掌握

颅前、中和后窝可见的结构;下颌骨;鼻旁窦及开口;翼点。

(浙江中医药大学　楼航芳)

第二节 关 节 学

实习项目一 躯干骨连结

一、目的要求

1. 掌握脊柱的组成和椎骨间的连结。
2. 熟悉脊柱的生理弯曲、胸廓的组成和形态。
3. 了解脊柱和胸廓的运动形式。

二、教具准备

1. 脊柱和椎骨间连结标本:示椎间盘、棘上韧带、棘间韧带、黄韧带、前纵韧带、后纵韧带和关节突关节。
2. 胸廓:示肋软骨、肋弓、胸骨下角、胸肋关节;胸廓上口的组成;胸廓下口的组成。
3. 完整骨架标本。

三、实习内容

1. 椎骨间连结
取椎骨连结湿标本观察,可见连结相邻椎体的椎间盘。

观察椎间盘横断标本,可见椎间盘中央的髓核和周围部的纤维环,颈腰部椎间盘前厚后薄,胸部椎间盘则相反。椎骨和椎间盘前有前纵韧带,在去椎弓标本上可见后纵韧带。脊柱的正中纵切标本上可见连于棘突尖端的棘上韧带、连于棘突之间的棘间韧带和连于相邻椎弓板之间的黄韧带。

2. 脊柱
观察完整骨架,可见脊柱位于背部正中,构成人体中轴,由24块椎骨、1块骶骨、1块尾骨和它们之间的骨连结构成。从前面看,可见椎体向下逐渐增大,椎间盘增厚。从后面看,可见各部椎骨棘突,其特点如下:颈椎棘突较短,近水平位;胸椎棘突长,斜向后下,呈叠瓦状;腰椎棘突呈水平位,棘突之间的间隙较大。从侧面看,可见相邻椎弓根的椎间孔及脊柱的颈、胸、腰、骶四个生理弯曲。

3. 胸廓

在完整骨架上观察,可见胸廓由 12 块胸椎、12 对肋、1 块胸骨及其间的连结构成。成人胸廓呈前后略扁、上窄下宽的圆台形,有上、下两口。上口较小,由第 1 胸椎、第 1 对肋和胸骨柄上缘围成;下口宽阔而不整齐,由第 12 胸椎,第 11、12 对肋,肋弓和剑突围成。从前面观察,胸廓前壁最短,胸骨居正中,第 1 对肋前端借肋软骨与胸骨柄构成直接连结,第 2～6 对肋借肋软骨与胸骨形成胸肋关节,第 8、9、10 对肋软骨依次与上位肋软骨相连形成肋弓,第 11、12 对肋前端游离。

四、复习思考题

1. 单项选择题

(1) 属于关节主要结构的是 (　　)

A. 关节面　　　B. 韧带　　　　C. 关节盘　　　D. 关节唇　　　E. 半月板

(2) 椎间盘由中央的髓核和周围部的_____组成 (　　)

A. 纤维环　　B. 前纵韧带　　C. 后纵韧带　　D. 黄韧带　　E. 棘间韧带

(3) 脊柱有四个生理弯曲,颈曲与_____向前突出 (　　)

A. 腰曲　　　　　　B. 骶曲　　　　　　　　C. 胸曲

D. 会阴曲　　　　　E. 以上都不是

(4) 形成肋弓的是 (　　)

A. 第 1 肋　　　B. 第 2～7 肋　C. 第 8～10 肋　D. 第 11 肋　E. 第 12 肋

(5) 胸椎的数目是 (　　)

A. 7　　　　　　B. 8　　　　　　C. 10　　　　　D. 11　　　　　E. 12

2. 名词解释

椎间盘;黄韧带;肋弓。

3. 问答题

(1) 试述关节的主要结构。

(2) 关节的运动形式有哪几种?

(3) 试述椎骨间的连结。

(4) 试述脊柱的组成和形态。

(5) 试述胸廓的组成和形态。

五、重点掌握

关节的主要结构;关节的辅助结构;椎体间连结;椎弓间连结;脊柱的弯曲;胸廓的组成和形态。

实习项目二　上肢骨连结

一、目的要求

1. 掌握肩关节与肘关节的组成、结构特点和运动形式。
2. 熟悉桡腕关节的组成、结构特点和运动形式。
3. 了解胸锁关节、肩锁关节的组成和结构特点；手关节的名称和组成。

二、教具准备

1. 肩关节、肘关节整体标本及打开标本；前臂骨连结标本（示前臂骨间膜）。
2. 腕关节及手的切面标本。
3. 完整骨架标本；手 X 线片。

三、实习内容

1. 胸锁关节、肩锁关节

在完整骨架上观察、了解胸锁关节、肩锁关节的组成。

2. 肩关节

肩关节由肱骨头和肩胛骨关节盂构成。

（1）取肩关节完整标本观察，可见关节囊向上附着于肩胛骨关节盂的周缘，向下止于肱骨的解剖颈。关节囊上部较紧张，下部松弛。在肩关节的上方有喙肩韧带，在肱骨结节间沟内有肱二头肌长头腱自囊内经过。肩关节的前、上、后方还有许多肌腱跨过，可加固关节囊；但关节囊的下方没有肌腱和韧带加强，成为关节囊的薄弱点，肩关节脱位常在此处发生。

（2）取打开的关节囊标本观察，可见关节面覆盖着关节软骨。肱骨头的凸面远远大于关节盂的凹面。在关节盂的周缘有颜色较深的盂唇加深关节窝。观察关节囊的内、外两面，可见其内面光滑（滑膜层），外面粗糙（纤维层）。

（3）以肩关节为例，在活体上进行关节运动观察。甲同学以解剖学姿势站立，乙同学用一手固定其肩胛骨，另一手握住甲同学的上肢做以下运动。屈：使臂向前；伸：使臂向后；外展：使臂远离正中矢状面；内收：使臂靠向矢状面；旋内：使臂的前面转向前内侧；旋外：使臂的前面转向后外侧；环转：是屈、展、伸、收依次进行的连续运动，运动时骨的远侧端绘出一圆形轨迹。

3. 肘关节

肘关节由肱骨下端、桡骨和尺骨上端组成。

（1）取打开的关节囊标本观察肘关节的组成，可见肘关节包括 3 个关节：肱尺关节（由肱骨滑车与尺骨滑车切迹构成）、肱桡关节（由肱骨小头与桡骨头的关节凹构成）和桡尺近侧关节（由桡骨头环状关节面与尺骨的桡切迹构成）。

（2）取未打开的关节囊标本观察，可见关节囊前、后壁薄而松弛，两侧壁厚而紧张，在桡侧有桡侧副韧带，在尺侧有尺侧副韧带加强。在桡骨环状关节面周围有桡骨环状韧带包绕。

（3）肘关节的运动形式主要有屈、伸运动。当肘关节伸直时，肱骨内、外上髁与尺骨鹰嘴三点连成一条直线；当屈肘 90°时，三点的连线构成一个等腰三角形，称肘后三角。

4. 前臂骨的连结

（1）前臂骨间膜：取前臂骨连结标本观察，可见连于桡、尺骨之间的结缔组织膜，在前臂旋前及旋后时注意骨间膜紧张度的变化。

（2）桡尺近侧关节（见肘关节）。

（3）桡尺远侧关节：取打开的关节囊的桡腕关节标本观察，可见该关节是由桡骨下端的尺切迹与尺骨头环状关节面以及尺骨头下面的关节盘构成。

（4）前臂骨的运动形式：可做旋前和旋后运动。

5. 手关节

手关节包括桡腕关节、腕骨间关节、腕掌关节、掌骨间关节、掌指关节和指骨间关节。

利用手关节湿标本和手 X 线片重点观察以下关节：

（1）桡腕关节（腕关节）：取打开的关节囊标本观察桡腕关节的组成，可见关节头由手舟骨、月骨和三角骨的近侧关节面组成，关节窝由桡骨下端的腕关节面和尺骨头下方的关节盘构成。再取未打开的关节囊标本观察，可见关节囊松弛，周围有韧带加强。

桡腕关节的运动：在活体上进行观察，同学们可以一手固定前臂，运动桡腕关节。桡腕关节可做屈、伸、收、展和环转运动。

（2）腕掌关节：取手关节湿标本和手 X 线片观察，可见腕掌关节由远侧列腕骨与 5 个掌骨底构成。活体运动时，可见除拇指和小指的腕掌关节外，其余各指的腕掌关节运动范围很小。其中，大多角骨与第 1 掌骨底构成的拇指腕掌关节活动灵活，可做屈、伸、收、展、环转和对掌运动。对掌运动是指拇指向掌心及拇指尖与其余四指尖掌面相接触的运动。

四、复习思考题

1. 单项选择题

(1) 人体运动最灵活的关节是 （ ）

A. 胸锁关节 B. 肩锁关节 C. 肩关节 D. 肘关节 E. 腕关节

(2) 幼儿哪个韧带松弛易引起桡骨头半脱位 （ ）

A. 桡侧副韧带 B. 尺侧副韧带 C. 桡骨环状韧带

D. 喙肩韧带 E. 喙肱韧带

(3) 提携角一般为 （ ）

A. 110° B. 70° C. 10° D. 170° E. 90°

(4) 肩关节由肩胛骨的关节盂与什么组成 （ ）

A. 肱骨头 B. 肱骨小头 C. 肱骨滑车 D. 大结节 E. 小结节

(5) 有关节盘参与关节窝组成的关节是 （ ）

A. 胸锁关节 B. 肩锁关节 C. 肩关节 D. 肘关节 E. 腕关节

2. 问答题

(1) 简述肩关节的组成、结构特点及其运动形式。

(2) 简述肘关节的组成、结构特点及其运动形式。

五、重点掌握

肩关节的组成、结构特点和运动形式;肘关节的组成、结构特点和运动形式;桡腕关节的组成、结构特点和运动形式。

实习项目三 下肢骨连结

一、目的要求

1. 掌握髋关节、膝关节的组成、结构特点和运动形式。

2. 熟悉距小腿关节的组成、结构特点和运动形式;骨盆的组成、分部和性别差异。

3. 了解足关节的组成、名称和足弓的概念。

二、教具准备

1. 髋关节、膝关节、踝关节(打开的和未打开的关节囊两种)湿标本。

2. 骨盆标本、模型；足的连结标本。

三、实习内容

下肢骨的连结包括下肢带骨连结和自由下肢骨连结。

1. 下肢带骨连结

两侧髋骨与骶骨和尾骨相连而构成骨盆。

取骨盆湿标本及模型观察：可见两髋骨间借耻骨联合相连，髋骨与骶骨间借稳固的骶髂关节相连，尾骨连于骶骨下方，使得整个骨盆形成一稳定而牢固的骨环。

在骶髂关节后下方，骶骨、尾骨与坐骨之间有两条韧带连结。① 骶结节韧带：连于骶、尾骨的外侧缘与坐骨结节之间；② 骶棘韧带：连于骶、尾骨的外侧缘与坐骨棘之间。骶棘韧带与坐骨大切迹围成坐骨大孔，骶结节韧带、骶棘韧带与坐骨小切迹围成坐骨小孔。

骨盆的分部：以骶骨岬向两侧经弓状线、耻骨梳至耻骨联合上缘连成的界线为界，将骨盆分为前上方的大骨盆和后下方的小骨盆两部分。临床所指骨盆即小骨盆。小骨盆有上、下两口，上述界线即为骨盆上口，骨盆下口由尾骨尖、两侧骶结节韧带、坐骨结节、坐骨支、耻骨下支及耻骨联合下缘围成。上、下口之间的空腔称骨盆腔。

骨盆的性别差异：观察男、女性骨盆，比较两者上口的大小、骨盆腔的结构及耻骨下角的角度。

2. 自由下肢骨连结

（1）髋关节：由髋臼和股骨头构成。

取整体髋关节标本观察：可见髋关节的关节囊厚而坚韧，向上附着于髋臼周缘，前面向外下附着于转子间线，后面向外下附着于股骨颈中外 1/3 交界处。关节囊周围有韧带加强，前方是髂股韧带，前下方是耻股韧带，后上方是坐股韧带。关节的下方较为薄弱，髋关节脱臼多发生于此。

取打开关节囊的髋关节标本观察：可见股骨头凹和髋臼之间有股骨头韧带。髋臼周缘有纤维软骨构成的髋臼唇加深关节窝，增大与股骨头的接触面，限制了髋关节的运动范围，因此能增加关节的稳定性。

髋关节的运动形式：在活体上观察，髋关节可做屈、伸、收、展、旋内、旋外和环转运动。

（2）膝关节：由股骨内、外侧髁，胫骨内、外侧髁及髌骨组成。

取整体膝关节标本观察：可见关节囊宽阔而松弛，各部厚薄不一，周围有韧带加强,内侧有与关节囊、半月板相连的胫侧副韧带,外侧为圆索状的腓侧副韧带,前有非常坚韧的髌韧带从髌骨下端向下止于胫骨粗隆。

视频2

取打开关节囊的膝关节标本观察:可见股骨髁间窝和髁间隆起之间连结的短韧带相互交叉,分别称为前、后交叉韧带;在股骨和胫骨相对的关节面之间,有纤维软骨构成的近似"C"形的内侧半月板和近似"O"形的外侧半月板,它们能增加关节的稳定性,缓冲运动时的震荡。再认真观察关节囊滑膜层形成的髌上囊和翼状襞。

膝关节的运动形式:在活体上观察,膝关节可做屈、伸运动,在屈膝的状态下可做轻微的旋内和旋外运动。

(3)距小腿关节:又称踝关节,由胫骨和腓骨下端的踝关节面与距骨滑车构成。

取踝关节湿标本观察,可见距骨滑车前宽后窄;关节囊的前、后壁薄而松弛,两侧有韧带加强。内侧有内侧韧带(又称三角韧带),自内踝向下呈扇形止于足舟骨、距骨和跟骨;外侧有外侧韧带,由三条不连续的韧带组成,它们是距腓前韧带、跟腓韧带和距腓后韧带。

踝关节的运动形式:在活体上观察,踝关节可做背屈(伸踝关节)和跖屈(屈踝关节),在跖屈时可做轻微的内收和外展运动。

(4)足的连结:取足的连结标本观察,可见在跗骨之间、跗骨和跖骨之间、跖骨和趾骨之间及趾骨之间均有关节连结。跗骨之间的关节比较复杂,主要做足内翻和足外翻运动。跗骨和跖骨通过连结形成凸向上方的弓称为足弓,足弓可分为足纵弓和足横弓。

四、复习思考题

1. 单项选择题

(1) 人体内最大、最复杂的关节是 （ ）

A. 肩关节　　B. 膝关节　　　C. 髋关节　　　D. 肘关节　　　E. 踝关节

(2) 有关节半月板的关节是 （ ）

A. 腕关节　　　　　B. 膝关节　　　　　　　C. 髋关节

D. 趾骨间关节　　　E. 踝关节

(3) 属于囊内韧带的是 （ ）

A. 股骨头韧带　　　　B. 髂股韧带　　　　　C. 髌韧带

D. 胫侧副韧带　　　　E. 腓侧副韧带

（4）出现"抽屉现象"是损伤了　　　　　　　　　　　　　　（　　）

A. 前、后交叉韧带　　　　B. 半月板　　　　　　　　C. 髌韧带

D. 胫侧副韧带　　　　　　E. 腓侧副韧带

（5）关节腔内有翼状襞的关节是　　　　　　　　　　　　　（　　）

A. 腕关节　　　　　　　　B. 膝关节　　　　　　　　C. 髋关节

D. 趾骨间关节　　　　　　E. 踝关节

2. 名词解释

坐骨大孔；骨盆；足弓。

3. 问答题

（1）试述髋关节的组成、结构特点及其运动形式。

（2）试述膝关节的组成、结构特点及其运动形式。

（3）试述踝关节的组成、结构特点及其运动形式。

（4）试述骨盆的组成、分部，以及男、女性骨盆的特点。

五、重点掌握

髋关节、膝关节、距小腿关节的组成、结构特点和运动；骨盆的组成、分部和性别差别。

实习项目四　颅骨的连结

一、目的要求

掌握颞下颌关节的组成、结构特点和运动形式。

二、教具准备

颞下颌关节（打开的及未打开的关节囊）湿标本。

三、实习内容

颅骨的连结：各颅骨之间大多为直接连结（如缝连结、软骨连结），只有颞骨和下颌骨之间组成颞下颌关节。

颞下颌关节：又称下颌关节，是颅骨间唯一的关节。取颅骨及下颌关节湿标本观察，可见下颌关节由颞骨的下颌窝和下颌骨的下颌头组成。关节囊向上附着在下颌窝和关节结节周围，向下附着在下颌颈周围。下颌关节外侧有韧带

加强。关节腔内有纤维软骨组成的关节盘,将关节腔分为上、下两部分。运动时,两侧关节联合运动,完成开口、闭口、前进、后退及侧向运动。

四、复习思考题

试述颞下颌关节的组成、结构特点及其运动形式。

五、重点掌握

颞下颌关节的组成、结构特点。

(河南中医药大学　田新红)

第三节　肌　　学

实习项目一　肌总论、躯干肌和头颈肌

一、目的要求

1. 掌握斜方肌、背阔肌、胸大肌、胸锁乳突肌的位置、起止及作用;膈的形态、位置、孔裂和作用;腹肌前外侧群的名称、层次及纤维方向;竖脊肌、咬肌、颞肌的位置、起止及作用;眼轮匝肌、口轮匝肌的位置和作用;胸腰筋膜的位置和组成。

2. 掌握躯干、头颈部的重要肌性标志;胸大肌、胸锁乳突肌、颞肌、咬肌、斜方肌、背阔肌、腹直肌。

3. 熟悉肋间肌的位置和作用;腹直肌鞘的位置和组成;腹股沟管的位置、组成及其通过的内容物;舌骨下肌群的名称和位置;斜角肌间隙的概念。

4. 了解肌的形态、构造和肌的辅助装置;了解枕额肌、颊肌的位置。

二、教具准备

肌的形态和分类专用标本;四肢横断标本(示筋膜);腱鞘模型及标本;完整躯干肌标本;膈专用标本;头面部肌和颈部肌标本或模型。

三、实习内容

1. 肌总论

（1）肌的形态和构造：在标本上观察并指认长肌、短肌、阔肌、轮匝肌；观察辨认肌腱、肌腹。

（2）肌的辅助装置：

① 在四肢横断标本及躯干标本上观察浅、深筋膜，同时注意观察人体层次。

浅筋膜位于皮下，内含脂肪（人的脂肪多为黄色）、浅静脉、皮神经和浅淋巴管、淋巴结等。浅筋膜深面及肌肉间隙中的膜状结构即为深筋膜，常包绕、分隔肌肉。

② 在腱鞘模型及标本上观察腱纤维鞘及腱滑膜鞘。

2. 躯干肌

躯干肌可分为背肌、胸肌、腹肌、膈和会阴肌。

（1）背肌：浅层包括斜方肌、背阔肌、肩胛提肌和菱形肌；深层包括竖脊肌（骶棘肌）。

◇ **背浅层肌**：重点观察斜方肌和背阔肌。

斜方肌：位于项部和背上部，呈三角形，起自枕外隆凸、项韧带和全部胸椎棘突，止于肩峰、肩胛冈及锁骨的肩峰端。注意观察上、中、下部肌束的纤维走向。作用：可使肩胛骨向脊柱靠拢。上部肌束可上提肩胛骨，下部肌束可使肩胛骨下降。当肩胛骨固定时，两侧同时收缩可使头后仰。

背阔肌：观察时应将臂外展。该肌位于背下部和胸侧壁，是全身最大的阔肌。其以腱膜起自下 6 个胸椎棘突、全部腰椎棘突及髂嵴后份，肌束向外上方集中，以扁腱止于肱骨小结节嵴。作用：使臂内收、旋内和后伸，如背手姿势；当上肢上举固定时，可引体向上。

◇ **背深层肌**：位于浅层肌的深面。重点观察竖脊肌。观察肩胛提肌和菱形肌的肌纤维方向。

竖脊肌（骶棘肌）：为背肌中最长、最大的肌，纵列于两侧脊柱沟内。其起自骶骨背面和髂嵴后部，向上分出三列肌束，外侧列止于肋骨（髂肋肌），中间列止于横突并达颞骨乳突（最长肌），内侧列附着棘突（棘肌）。作用：伸脊柱并仰头。

◇ **胸腰筋膜**：包裹在竖脊肌周围，形成该肌的鞘，可分为浅、深两层。

（2）胸肌：胸上肢肌，包括胸大肌、胸小肌、前锯肌；胸固有肌，包括肋间内、外肌。

◇ **胸上肢肌**：重点观察胸大肌。

胸大肌：位于胸廓前上部,宽而厚。其起自锁骨的内侧半、胸骨外缘和上 6 个肋软骨,肌束向外侧汇集,止于肱骨大结节嵴。作用:使肩关节内收、内旋;当上肢固定时,可上提躯干,也可上提肋以助吸气。

胸小肌：位于胸大肌的深面,起自第 3～5 肋骨,止于肩胛骨的喙突。作用:拉肩胛骨向前下。

前锯肌：紧贴胸廓外侧壁,起自上 8 肋,经肩胛骨前面止于肩胛骨的内侧缘。作用:拉肩胛骨向前和紧贴胸廓。

◇ **胸固有肌**：重点观察肋间外肌和肋间内肌,两肌均为呼吸肌。

肋间外肌：位于肋间隙的浅层,连于相邻两肋骨之间,肌纤维由外上向前内下斜行。在肋软骨间隙处,肌纤维消失,由结缔组织形成的肋间外膜代替。作用:提肋,以助吸气。

肋间内肌：位于肋间外肌的深面,翻起肋间外肌便可见到。其肌纤维方向与肋间外肌相交叉。在肋角以后,肌纤维为肋间内膜代替。作用:降肋,以助呼气。

(3)膈：在躯干标本和膈专用标本上观察,可见膈位于胸、腹腔交界处,呈穹隆形,封闭胸廓下口,构成胸腔的底和腹腔的顶。膈周边部为肌性部,起自胸廓下口的内面和腰椎的前面,各部肌束向中央集中移行于中心腱。

膈上由后向前有 3 个裂孔:① 主动脉裂孔,约平第 12 胸椎高度,在膈与脊柱之间,有主动脉和胸导管通过;② 食管裂孔,约平第 10 胸椎高度,有食管和迷走神经通过;③ 腔静脉孔,位于中心腱内,约平第 8 胸椎高度,有下腔静脉通过。

作用:膈是主要的呼吸肌,收缩时助吸气,舒张时助呼气。若膈与腹肌同时收缩,则使腹压增加,有协助咳嗽、排便、呕吐、分娩等功能。

(4)腹肌

◇ **前外侧群**：包括腹直肌、腹外斜肌、腹内斜肌和腹横肌。

腹直肌及鞘：位于腹前正中线的两旁。腹直肌鞘由外侧三层阔肌的腱膜包绕腹直肌而形成。翻开腹直肌鞘前层,可见肌鞘内的腹直肌,该肌表面可见 3 ～4 条横行的腱划。翻开腹直肌,观察腹直肌鞘后层,并在脐下三横指处寻认弓状线,此线为腹直肌鞘后层的下缘。

腹外斜肌、腹内斜肌、腹横肌：观察时注意三肌的层次及肌纤维走向。三肌均为阔肌,由浅到深依次排列。在腹前壁,腹外斜肌纤维由外上斜向内下,腹内斜肌由外下斜向内上,腹横肌由外侧行向内侧。三肌的肌纤维在靠近腹直肌外侧缘移行为腱膜,腹内斜肌腱膜分为前后两层,分别与腹外斜肌腱膜、腹横肌腱膜共同形成腹直肌鞘前、后层,并在前正中线上与对侧愈合,形成白线。

在三层阔肌的下部,腹外斜肌腱膜的下缘卷曲增厚,连于髂前上棘与耻骨结节之间,称腹股沟韧带;腹内斜肌与腹横肌下缘的内侧半向上游离成弓形,两肌下部的部分腱膜止于耻骨梳内侧,称联合腱(或称腹股沟镰);最下部的一些细散肌纤维,包绕精索和睾丸,称提睾肌(新鲜标本可见)。

在腹股沟韧带内侧半的上方,男性的精索或女性的子宫圆韧带穿过腹壁斜行,此管道即为腹股沟管。在耻骨结节外上方约一横指处,可观察到腹股沟管浅环(皮下环);在腹股沟韧带中点上方一横指处,翻开腹壁各层,可观察到腹股沟管深环(腹环)。

腹肌作用:形成腹壁,保护腹腔脏器,维持腹内压;收缩时,增加腹压,协助排便、分娩、呕吐和咳嗽等活动;同时参与脊柱前屈、侧屈和旋转等运动。

◇ **腹肌后群**:有腰大肌和腰方肌。重点观察腰大肌。腰大肌位于脊柱两侧,起自腰椎体侧面和横突,向下与髂肌结合,共同止于股骨小转子。腰方肌位于腰大肌的后外侧。

3. 头颈肌

(1) 头肌:包括面肌(表情肌)和咀嚼肌。以模型为主,配合标本观察。

◇ **面肌(表情肌)**:重点观察眼、口周围肌的配布规律。面肌位置浅表,大多起自面颅骨,止于皮肤,属于皮肌。此组肌短小、薄弱,呈环形或辐射状,分布于面部孔裂周围,收缩时牵引皮肤,改变睑裂、口裂的形状以显示表情,部分肌肉可参与语言和咀嚼等活动。

颅顶肌:左右各有一块枕额肌,由前面的额腹、后面的枕腹和两腹之间的帽状腱膜构成。

眼轮匝肌:位于睑裂周围,收缩时使睑裂闭合。

口轮匝肌:位于口裂周围,收缩时使口裂闭合。

颊肌:在面颊的深部,此肌紧贴口腔侧壁的黏膜,收缩时可使唇、颊紧贴牙齿,帮助咀嚼和吮吸。

◇ **咀嚼肌**:有 4 对,重点观察咬肌和颞肌。

咬肌:位于下颌支的外侧面,呈方形,起自颧弓,止于下颌骨外面的咬肌粗隆。当牙咬紧时,在下颌角的前上方、颧弓的下方可摸到该肌的隆起。

颞肌:起自颞窝,肌束呈扇形向下集中,经颧弓深面,止于下颌骨冠突。当牙咬紧时,在颞窝区颧弓的上方可摸到该肌的隆起。

两肌的作用主要是上提下颌骨,使上、下颌咬合。

（2）颈肌：可分为颈浅肌群，舌骨上、下肌群和颈深肌群。

◇ **颈浅肌群**：重点观察胸锁乳突肌。

胸锁乳突肌：位于颈部两侧，是一重要的肌性标志。其起自胸骨柄前面和锁骨的内侧端，两头会合斜向后上方，止于颞骨的乳突。在活体，当头向一侧转动时，可明显看到从前下方斜向后上方呈长条状的肌肉隆起。作用：一侧收缩使头向同侧屈，面转向对侧并上仰；两侧收缩，可使头后仰。

◇ **舌骨上肌群和舌骨下肌群**：舌骨上肌群位于下颌骨与舌骨之间，每侧有4块肌，包括二腹肌、下颌舌骨肌、茎突舌骨肌和颏舌肌。

舌骨下肌群位于颈前部，在舌骨下方正中线两旁，每侧有4块肌，包括胸骨舌骨肌、胸骨甲状肌、甲状舌骨肌、肩胛舌骨肌。

◇ **颈深肌群**：位置较深，位于颈椎两侧，主要有前、中、后斜角肌。三肌均起自颈椎横突，下行分别止于第1肋骨和第2肋骨。前、中斜角肌与第1肋之间的间隙称为斜角肌间隙，内有臂丛及锁骨下动脉通过。

4. 躯干、头颈肌活体观察

在自己及同学身体上进行以下活体观察，必要时可请老师示教。

（1）观察并触摸以下肌的轮廓：斜方肌、背阔肌、竖脊肌（腰部）、胸大肌、腹直肌。

（2）观察并触摸胸锁乳突肌的轮廓、起止，考察其作用。

（3）咬牙，在下颌角前上方触摸咬肌；在颞窝区触摸颞肌。

四、复习思考题

1. 单项选择题

（1）背肌中最长、最大的肌是 （ ）

A. 斜方肌　　　B. 背阔肌　　　C. 肩胛提肌　　　D. 菱形肌　　　E. 竖脊肌

（2）穿过膈肌主动脉裂孔的结构是 （ ）

A. 胸导管　　　B. 食管　　　C. 迷走神经　　　D. 下腔静脉　　　E. 上腔静脉

（3）属于咀嚼肌的是 （ ）

A. 咬肌　　　　　　B. 胸锁乳突肌　　　　　　C. 颊肌

D. 口轮匝肌　　　　E. 枕额肌

（4）属于胸固有肌的是 （ ）

A. 胸大肌　　　B. 胸小肌　　　C. 前锯肌　　　D. 肋间外肌　　　E. 膈肌

（5）男性腹股沟管内通过的结构是 （ ）

A. 精索　　　B. 尿道　　　C. 前列腺　　　D. 腹直肌　　　E. 腰大肌

2. 名词解释

腱鞘;腹股沟韧带;腹直肌鞘;白线;弓状线。

3. 问答题

(1) 腹股沟管位于何处? 男、女性各有什么结构通过?

(2) 在右髂前上棘内侧两横指处切开腹前壁,需经哪些结构方能进入腹腔? 若在脐上前正中线旁做切开,又需经哪些结构方能进入腹腔?

(3) 试述膈的三个孔的位置。各孔有什么结构通过?

(4) 腹前外侧壁有哪些肌? 作用如何?

(5) 头肌分为几部分? 各有哪些肌?

(6) 叙述咬肌、颞肌的起止和作用。

(7) 叙述胸锁乳突肌的起止和作用。

五、重点掌握

斜方肌、背阔肌、竖脊肌、胸大肌、咬肌、颞肌、胸锁乳突肌、腹直肌的起止、位置和作用;呼吸肌的名称和功能及膈的形态;腱鞘、腹直肌鞘、斜角肌间隙、白线、弓状线;重要的肌性体表标志。

实习项目二　上肢肌

一、目的要求

1. 掌握三角肌、肱二头肌、肱三头肌的位置、起止和作用。

2. 掌握上肢的重要肌性标志:三角肌、肱二头肌及肱二头肌腱、掌长肌腱、桡侧腕屈肌腱、尺侧腕屈肌腱、指浅屈肌腱、指伸肌腱、拇长伸肌腱、拇短伸肌腱、拇长展肌腱。

3. 熟悉肩肌的位置、名称和作用。

4. 了解前臂屈肌群、伸肌群的名称、位置和作用;手肌的分群及各群的主要作用;腋窝及肘窝的位置和组成。

二、教具准备

1. 上肢肌浅、深层标本。

2. 上肢骨标本。

三、实习内容

上肢肌依其部位分为肩肌、臂肌、前臂肌和手肌。

1. 肩肌

肩肌位于肩关节周围,能运动肩关节,并增强肩关节的稳固性。其包括三角肌、冈上肌、冈下肌、小圆肌、大圆肌、肩胛下肌。重点观察三角肌。

◇ **三角肌**:该肌覆盖肩关节的前、外侧、后三面,呈三角形,近端宽大,起自锁骨的外侧端、肩峰及肩胛冈,远端集中成三角形的尖,止于三角肌粗隆。作用:使肩关节外展。此外,还可协助屈和伸肩关节。

◇ **其他肩肌**:肩胛下肌位于肩胛骨的前面;冈上肌位于冈上窝内;在肩胛冈以下,由上向下依次为冈下肌、小圆肌和大圆肌。观察了解上述肩肌的位置及其对肩关节的作用。

2. 臂肌

臂肌可分为前群(屈肌群)和后群(伸肌群)。

(1)前群:包括肱二头肌、肱肌和喙肱肌。重点观察肱二头肌。

◇ **肱二头肌**:位于臂前面,肌腹呈梭形,上端有长、短两头。长头靠外侧,起自肩胛骨盂上结节,穿过肩关节囊,经结节间沟穿出。短头靠内侧,起自肩胛骨喙突。两头在臂中部结合,向下经肘关节前方,止于桡骨粗隆。屈肘时,在肘关节前方可明显触摸到肱二头肌下端的肌腱。肱二头肌内侧缘后方处,称肱二头肌内侧沟,内有重要的血管及神经通过。作用:屈肩、肘关节,使前臂旋后。

在肱二头肌下半的深面有肱肌。在肱二头肌短头的后内方,有喙肱肌。

(2)后群:重点观察肱三头肌。

◇ **肱三头肌**:位于臂后面,起端有三个头。长头起自肩胛骨的盂下结节,向下行于大、小圆肌之间;外侧头起自肱骨后面桡神经沟外上方的骨面;内侧头起自桡神经沟内下方。三个头汇合成一个肌腹,以扁腱经肘关节后方,止于尺骨鹰嘴。作用:伸肩、肘关节,使臂内收。

3. 前臂肌

前臂肌位于桡、尺骨周围,共20块,分前、后两群。

(1)前群:位于前臂的前面,共9块肌,分为浅、深两层。主要作用为屈腕、屈指及使前臂旋前。

◇ **浅层肌**:共6块。从桡侧向尺侧依次观察肱桡肌、旋前圆肌、桡侧腕屈肌、掌长肌、尺侧腕屈肌,将上述5块肌翻开或分开,可见位于稍深面的指浅屈肌。除肱桡肌起于肱骨外上髁外,其余均起自肱骨内上髁。其中旋前圆肌止于桡骨体中部外侧面,其他分别止于腕、掌、指骨。

◇ **深层肌**:共 3 块。翻开指浅屈肌,可见其深面的拇长屈肌和指深屈肌,再翻开此二肌,可见位于前臂远侧部的旋前方肌。

(2)后群:位于前臂的后面,共 11 块肌,分浅、深两层。主要作用是伸腕、伸指和使前臂旋后。

◇ **浅层肌**:共 6 块。自桡侧向尺侧依次观察桡侧腕长伸肌、桡侧腕短伸肌、指伸肌、小指伸肌、尺侧腕伸肌及肘肌。

◇ **深层肌**:共 5 块。观察时将浅层肌拉开,由桡侧向尺侧(从上至下)依次观察旋后肌、拇长展肌、拇短伸肌、拇长伸肌和示指伸肌。

4. 手肌

手肌全部位于手的掌面,分为外侧群、中间群和内侧群。主要作用为运动手指。

(1)外侧群:在拇指侧形成隆起,称鱼际,有拇短展肌、拇短屈肌、拇对掌肌和拇收肌。

(2)内侧群:在小指侧形成隆起,称小鱼际,有小指展肌、小指短屈肌及小指对掌肌。

(3)中间群:位于掌心,包括 4 块蚓状肌和 7 块骨间肌。

5. 上肢肌活体观察

在自己及同学身体上进行以下活体观察,必要时可请老师示教。

(1)观察并触摸三角肌、肱二头肌、肱三头肌、鱼际、小鱼际的轮廓。

(2)在臂内侧寻找肱二头肌内侧沟,试着触摸沟内的动脉搏动;半屈肘时,在肘窝前方触摸肱二头肌腱,并试着触摸其内侧的动脉搏动。

(3)用力握拳屈腕,在腕掌面,可清楚辨认出从桡侧向尺侧依次排列着桡侧腕屈肌腱、掌长肌腱、指浅屈肌腱和尺侧腕屈肌腱。

(4)当伸腕、伸拇指并外展时(即虎口张开并竖大拇指),在腕的背面,可清楚辨认出从桡侧向尺侧依次排列着拇长展肌腱、拇短伸肌腱、拇长伸肌腱和指伸肌腱。

四、复习思考题

1. 屈、伸肘关节的肌主要有哪些?

2. 叙述三角肌的起止和作用。

3. 叙述肱二头肌的起止和作用。

4. 叙述肱三头肌的起止和作用。

五、重点掌握

三角肌、肱二头肌、肱三头肌、旋前圆肌和旋后肌的起止、位置和作用;重要的肌性体表标志。

实习项目三　下肢肌

一、目的要求

1. 掌握臀大肌、髂腰肌、股四头肌、缝匠肌、股二头肌和小腿三头肌的位置、起止和作用。

2. 掌握下肢重要肌性标志:臀大肌、股四头肌、股二头肌腱、半腱肌腱、半膜肌腱、腓肠肌、跟腱、胫骨前肌腱、蹈长伸肌腱、趾长伸肌腱。

3. 熟悉其他下肢肌的名称、位置、分群及主要作用。

4. 了解股三角、腘窝的位置、边界和内容。

二、教具准备

1. 完整下肢肌浅、深层标本。

2. 附有长肌腱的足部关节标本。

3. 下肢骨标本。

三、实习内容

下肢肌依其部位可分为髋肌、大腿肌、小腿肌和足肌。

1. 髋肌

髋肌分布于髋关节周围,分为前、后两群,主要运动髋关节。

(1)前群:有髂腰肌和阔筋膜张肌。

◇ **髂腰肌**:由腰大肌和髂肌组成。腰大肌起自腰椎体侧面和横突,髂肌起自髂窝,两肌会合向下,经腹股沟韧带深面,止于股骨小转子。作用:使髋关节前屈和旋外。下肢固定时,可使躯干前屈,如仰卧起坐。

◇ **阔筋膜张肌及髂胫束**:阔筋膜张肌位于大腿上部的前外侧,肌腹在阔筋膜(大腿深筋膜)两层之间。该肌下方续为髂胫束,此束是大腿深筋膜的一部分。

(2)后群:有臀大肌、臀中肌、臀小肌和梨状肌等。

◇ **臀大肌**:位于臀肌浅层,大而肥厚,起自髂骨外面和骶骨背面,肌纤维由内上斜向外下,经髋关节的后方,止于股骨的臀肌粗隆。作用:使髋关节后伸和旋外。

◇ **臀中肌和臀小肌**:未翻开臀大肌时,在其外上方即可看见部分臀中肌。翻开臀大肌,可见臀中肌全貌,再翻开臀中肌,则可见其深面的臀小肌。作用:外展髋关节。

◇ **梨状肌**:位于臀大肌深面、臀中肌的内下方,起自盆内骶骨前面,纤维向外穿坐骨大孔出盆腔,止于股骨大转子。该肌将坐骨大孔分为梨状肌上孔和梨状肌下孔。作用:外展、外旋髋关节。

2. 大腿肌

大腿肌分布于股骨周围,分前、后和内侧三群。

(1) 前群:在股前部,重点观察股四头肌。

◇ **缝匠肌**:在大腿前面,呈扁带状,起自髂前上棘,斜向下内,经膝关节内后侧,止于胫骨上端内侧面。作用:屈髋关节和膝关节。

◇ **股四头肌**:为股部前面最强大的肌,由股直肌、股内侧肌、股外侧肌和股中间肌4个头合成。股直肌居中,起自髂前下棘;股内、外侧肌均起自股骨粗线,分别由内侧、外侧绕向前下方;股中间肌在股直肌深面,起自股骨体的前面。4头合并为1腱,包绕髌骨,向下续为髌韧带,止于胫骨粗隆。作用:伸膝关节,股直肌还能屈髋关节。

(2) 内侧群:位于大腿内侧,共5块,分层排列。浅层自上外侧向下内侧依次为耻骨肌、长收肌、股薄肌。深层有短收肌和大收肌。作用:内收髋关节(即内收大腿)。

◇ **股三角**:在大腿前面的上部,腹股沟韧带下方,为一底朝上,尖向下的三角形区域。上界为腹股沟韧带,内侧界为长收肌,外侧界为缝匠肌的内侧缘。三角内有神经、血管和淋巴结等。

(3) 后群:有3块肌,即半膜肌、半腱肌、股二头肌。3块肌均起自坐骨结节,经髋、膝关节的后方,分别止于胫骨和腓骨的上端。作用:伸髋关节、屈膝关节。

3. 小腿肌

小腿肌分前、后、外侧三群。

(1) 前群:有3块肌,位于胫骨前缘外侧。在踝关节前方,可清晰辨认其肌腱,自内侧向外侧分别为胫骨前肌、踇长伸肌、趾长伸肌。3肌均起自胫、腓骨上端和骨间膜,向下经踝关节前方,分别止于跖骨、趾骨背面。共同作用:伸踝关节(背屈)。另外,两个长伸肌可伸趾,胫骨前肌可使足内翻。

(2) 外侧群:在小腿外侧观察,浅层为腓骨长肌,深层为腓骨短肌,两肌的腱经外踝后方绕至足底,长肌止于第 1 跖骨,短肌止于第 5 跖骨。作用:使足外翻和屈踝关节(跖屈)。

(3) 后群:位于小腿后方,分浅、深两层。

◇ **浅层**:为强大的小腿三头肌,由腓肠肌及其深面的比目鱼肌合成。

腓肠肌:位于小腿三头肌浅层,其内、外侧头分别起自股骨内、外侧髁的后面。

比目鱼肌:在腓肠肌的深面,形如比目鱼,起自胫、腓骨上端的后面。

三个头会合成一肌腹,在小腿的上部形成膨隆的小腿肚,向下续为跟腱,止于跟骨。作用:屈膝和屈足(跖屈,上提足跟)。

◇ **深层**:有 3 块肌。翻开小腿三头肌,可见由内侧向外侧依次为趾长屈肌、胫骨后肌和踇长屈肌。此三肌起于胫、腓骨后面和骨间膜,向下移行为肌腱,经内踝后方转至足底,分别止于跗骨和趾骨。共同作用:使足跖屈和内翻,两个长屈肌还可屈趾。

4. 足肌(略)

5. 下肢肌活体观察

在自己及同学身体上进行以下活体观察,必要时可请老师示教。

(1) 观察臀大肌、臀中肌、股四头肌、小腿三头肌的轮廓。

(2) 观察并触摸以下肌腱:在腘窝后方触摸半膜肌、半腱肌、股二头肌腱;在踝关节后方触摸跟腱;在踝关节前方触摸胫骨前肌腱、踇长伸肌腱、趾长伸肌腱。

四、复习思考题

1. 单项选择题

(1) 属于髋肌前群肌的是　　　　　　　　　　　　　　　　　　(　　)

A. 髂腰肌　　B. 臀大肌　　C. 臀中肌　　D. 臀小肌　　E. 梨状肌

(2) 全身中最长的肌是　　　　　　　　　　　　　　　　　　　(　　)

A. 髂腰肌　　B. 缝匠肌　　C. 股四头肌　　D. 股二头肌　　E. 梨状肌

(3) 全身中体积最大的肌是　　　　　　　　　　　　　　　　　(　　)

A. 股四头肌　　　　　B. 缝匠肌　　　　　　C. 竖脊肌

D. 股二头肌　　　　　E. 小腿三头肌

(4) 以跟腱止于跟骨结节的肌是　　　　　　　　　　　　　　　(　　)

A. 腓骨长肌　　　　　B. 腓骨短肌　　　　　C. 胫骨后肌

D. 股二头肌　　　　　E. 小腿三头肌

(5) 不属于大腿内侧群肌的是　　　　　　　　　　　　　　　　(　　)

A. 半腱肌　　　B. 长收肌　　　C. 短收肌　　　D. 股薄肌　　　E. 耻骨肌

2. 问答题

(1) 叙述臀大肌的起止和作用。

(2) 叙述股四头肌的起止和作用。

(3) 叙述小腿三头肌的起止和作用。

五、重点掌握

臀大肌、髂腰肌、股四头肌、缝匠肌、股二头肌和小腿三头肌的起止、位置和作用;梨状肌上、下孔的位置;重要的肌性体表标志。

(山西中医药大学　牛晓军)

第二章

消化系统

实习项目一　消化管

一、目的要求

（一）口腔

1. 掌握咽峡的组成、位置，舌的形态、舌黏膜的特征及舌下阜和舌下襞的位置，颏舌肌的起止、作用，三对大唾液腺的位置、形态和腺管的开口部位。

2. 熟悉口腔的分部、界限及唇、颊、腭的形态；牙的形态构造，乳牙和恒牙的牙式。

3. 了解软腭的结构、舌苔、牙的结构。

（二）咽

掌握咽的位置、形态、分部及各部的形态结构和交通。了解咽壁的组成。

（三）食管

掌握食管的位置、长度、分部及食管三个狭窄的部位，各狭窄位置、距中切牙的距离和临床意义。了解食管壁的结构。

（四）胃

掌握胃的形态、分部和胃的位置（包括贲门、幽门的位置）。了解胃的基本类型及其与体型的关系，胃充盈时的变化和胃壁的构造。

（五）小肠

掌握小肠上、下端的连结关系、长度；小肠各部的位置、形态、分部特征（如十二指肠大乳头的位置、距中切牙距离）。比较空肠、回肠的位置和形态结构特点。了解美克尔憩室。

（六）大肠

掌握大肠的位置、分部、特征结构（带、袋、垂）；盲肠与阑尾的位置、形态结构,寻找阑尾的标志及阑尾根部的体表投影;结肠的分部、各部的位置;直肠与肛管的位置、形态及黏膜上的各结构和临床意义。

二、教具准备

（一）标本

1. 整体标本 1 具(示体内食管、胃、小肠、大肠形态与位置)。

2. 头颈正中矢状切(示口腔、咽侧壁结构及 3 对唾液腺导管的开口)。

3. 各类牙各 1 个、磨牙纵剖面(固定于木板上)。

4. 游离舌。

5. 完整的和切开的游离胃。

6. 咽腔(后壁切开)。

7. 完整的和切开的游离空、回肠(示黏膜皱襞;孤立淋巴滤泡和集合淋巴滤泡)。

8. 游离直肠(切开,示肛柱、肛瓣、肛窦和齿状线)。

9. 回盲瓣及阑尾。

10. 游离大、小肠若干。

11. 游离胰、十二指肠(示胆总管及十二指肠大乳头、胰管剖开 2 个)。

12. 肛门内、外括约肌。

13. 骨盆矢状切(男、女性)。

（二）模型

胃放大模型、咽的后面观、头颈正中矢状切、牙及牙的构造、直肠肛管内腔模型。

（三）X 线片

食管、胃造影片。

（四）挂图

消化系统模式图;口腔及咽峡;口腔底及舌下面;恒牙及乳牙;牙的构造模式图(纵切);舌;鼻腔、口腔、咽和喉的正中矢状切;唾液腺;咽肌和舌肌(侧面观);咽腔(后面观);咽肌(后面观);食管(前面观);胃;腹部脏器(前面观);直肠(内面观);空、回肠(内面观)及结肠(外面观)。

三、实习内容

（一）消化系统的组成

消化系统由消化管和消化腺组成。消化管可分为上消化道(口—十二指肠)和下消化道(空肠—肛管)。

（二）观察活体口腔

1. 辨认人中和鼻唇沟。

2. 查看唾液腺的位置及导管开口部位。

3. 查看围成咽峡的结构和形态。

4. 查看腭扁桃体的位置、形态、色泽及大小。

5. 观察舌的形态、分部、色泽及舌苔；查看舌乳头、舌系带、舌下襞和舌下阜；注意观察用力伸舌时舌尖的形态与舌系带长短的关系。

6. 观察牙的排列，牙冠的形态，牙龈的位置、形态及色泽，计数牙的总数和各类牙的数目。

（三）消化管

1. 口腔

口腔前壁为口唇，侧壁为颊，上壁为腭，下壁为口底。前经口裂通体外，后经咽峡通咽。其以牙弓为界可分为口腔前庭和固有口腔。

（1）口唇和颊：上下唇间叫口裂，两唇结合处叫口角，上唇正中的浅沟称人中，鼻翼到口角的浅沟称鼻唇沟。

（2）腭：在头正中矢状切上观察。前 2/3 为硬腭，后 1/3 为软腭。软腭后缘游离称腭帆，其中部向下垂的突起称腭垂(悬雍垂)。腭帆向两侧分出两条黏膜皱襞，前者称腭舌弓，后者称腭咽弓。

（3）牙：在牙模型上观察。每颗牙都有牙冠、牙颈和牙根三部。牙冠表面被覆有白色的牙釉质；牙根伸入牙槽内，其尖部有根尖孔；牙冠和牙根之间称牙颈，外包着牙龈。牙内的空腔称牙腔，包括牙冠腔和牙根管，其内填充牙髓。

（4）舌：在游离舌标本上观察。舌位于口腔底，上面称为舌背，从前向后为舌尖、舌体和舌根。体和根之间有一"人"字形的浅沟称界沟。舌下面正中有一黏膜皱襞称舌系带。舌系带根部两侧有一小的突起称舌下阜。从舌下阜向两侧延伸，可见黏膜的隆起称舌下襞。其深部有舌下腺。

◇ **舌黏膜**：舌上面的黏膜有许多小的突起称为舌乳头。舌乳头包括：丝状乳头(数量最多、最小、色白)、菌状乳头(散在丝状乳头间、稍大、色红)、轮廓乳头(位于界沟前、最大、有 7～11 个)、叶状乳头(位于舌后部两侧缘、小叶片状)。后三者内含味蕾。

◇ **舌肌**：舌肌分为舌内肌和舌外肌。舌内肌起止全在舌内，其纤维走向有纵、横和垂直。舌外肌有颏舌肌，呈扇形，起自下颌骨体内面，止于舌内。舌肌具有伸舌作用。

观察舌乳头、舌扁桃体、舌内肌束走向和颏舌肌的位置及纤维走向。

2. 咽

(1) 咽的位置：咽位于鼻腔、口腔和喉的后方，脊柱前方，上达颅底，下平第6颈椎下缘，是消化道与呼吸道的共同通道。

(2) 咽的形态：咽为前后较窄扁、略呈漏斗形的肌性管道，几乎没有前壁。

(3) 咽的分部：咽可分为三部。① 鼻咽部：位于颅底与软腭之间，侧壁上有咽鼓管咽口、咽鼓管圆枕、咽隐窝。② 口咽部：位于软腭与会厌之间，有腭扁桃体、舌会厌正中襞、会厌谷。③ 喉咽部：位于会厌与环状软骨下缘平面之间，有梨状隐窝。注意观察各部交通。

3. 食管

(1) 食管的位置：食管于第6颈椎下缘与咽相接，在脊柱前方下行，穿过膈肌食管裂孔进入腹腔，在平第11胸椎处续于胃的贲门，全长约25 cm。

(2) 食管的分部：食管全程分颈（较短）、胸（最长）、腹（最短）三部。

(3) 食管的3个狭窄：第1个狭窄位于食管起始部，平第6颈椎下缘，距中切牙约15 cm。第2个狭窄在与左主支气管交叉处，平第4～5胸椎之间高度，距中切牙约25 cm。第3个狭窄在穿过膈的食管裂孔处，平第10胸椎高度，距中切牙约40 cm。食管的这些狭窄是异物易停留和肿瘤好发的部位。

4. 胃

(1) 胃的位置：胃是消化管中最膨大的部分，其位置、大小、形态随其充盈度而改变。胃大部分位于左季肋区，小部分位于腹上区。

视频3

(2) 胃的形态：① 两壁：胃前壁和后壁。② 两缘：上缘凹向右上方，称胃小弯，其最低处为角切迹；下缘凸向左下方，称胃大弯。③ 两口：入口为贲门，上接食管；出口为幽门，与十二指肠相接。④ 四部：胃可分为贲门部、胃体部、胃底部和幽门部，后者被中间沟分为近端的幽门窦和远端的幽门管。

(3) 胃壁的构造：胃壁由4层结构构成。① 黏膜形成皱襞，皱襞在贲门和幽门附近呈放射状排列，在小弯处恒定地呈现4～5条纵形皱襞，皱襞间的间隙称胃道。在幽门括约肌表面，胃黏膜覆盖形成的环状皱襞，称为幽门瓣，有阻止胃内容物进入十二指肠的作用。② 黏膜下层疏松。③ 肌层较厚，由外纵、中环、内斜三层平滑肌组成，环行肌在幽门处增厚形成幽门括约肌。④ 胃壁的最外层为浆膜层。

5. 小肠

小肠是消化管中最长的一段,全长 5~7 m,是进行消化吸收的最主要部位。其上端起自幽门,下端与盲肠相接,可分为十二指肠、空肠和回肠三部分。

(1)十二指肠:位于腹后壁,介于胃与空肠之间。其形态呈"C"形,环抱胰头。可将其分为四部。① 上部:起自幽门,管壁较薄,其黏膜面光滑无环状襞,临床上称十二指肠球部,是溃疡好发部位。② 降部:在其后内侧壁有纵形的十二指肠纵襞,纵襞的下端隆起,称十二指肠大乳头,是胆总管和胰管的共同开口处(有时在大乳头的稍上方,可见十二指肠小乳头,是副胰管的开口处)。③ 水平部:横过第 3 腰椎前方。④ 升部:最短,在十二指肠空肠曲处,移行于空肠。十二指肠空肠曲处有十二指肠悬韧带(Treitz 韧带)连于腹后壁。

(2)空肠和回肠:盘曲于腹腔中部,空肠主要位于腹腔的左上方,回肠位于腹腔的右下方。注意观察它们的区别。

6. 大肠

大肠为消化管的末段,长约 1.5 m,于右髂窝续于回肠,止于肛门。全长可分为盲肠、阑尾、结肠(升结肠、横结肠、降结肠和乙状结肠)、直肠和肛管。在结肠和盲肠上有 3 个形态特征:结肠带、结肠袋、肠脂垂(阑尾、直肠无此特征)。

(1)盲肠:位于右髂窝内,为大肠的起始端,向上连于升结肠,在盲肠内侧壁上有回盲孔与回肠连通,该处有回盲瓣,可防止大肠内容物倒流入小肠。瓣的下方有阑尾的开口。

(2)阑尾:大多位于右髂窝内,但变化甚大。阑尾根部附于盲肠的后内侧壁,远端游离,形如蚯蚓。其根部的体表投影通常在脐与右髂前上棘连线的中、外 1/3 交点处,称麦氏(McBurney)点。三条结肠带均在阑尾根部集中,故在手术中沿结肠带向下追踪可作为寻找阑尾的可靠方法。

(3)结肠:位于盲肠和直肠之间,整体呈方框状围于空、回肠的周围。结肠可分为升结肠、横结肠、降结肠和乙状结肠四部分。① 升结肠是盲肠向上的延续部分,自右髂窝向上,到结肠右曲(又称肝曲)向左转移行于横结肠。升结肠贴附于腹后壁,活动性小。② 横结肠起自结肠右曲,在脾内侧面下份的结肠左曲(又称脾曲)转向下延续为降结肠。横结肠全部被腹膜包被,并由横结肠系膜固定于腹后壁,活动性大。③ 降结肠起自结肠左曲,至左髂窝处与乙状结肠相续。降结肠贴附于腹后壁,活动性小。④ 乙状结肠起自左髂窝,在第 3 骶椎平面处续于直肠。乙状结肠由系膜包被,活动性较大。

(4)直肠:位于盆腔的后部、骶骨的前方。其上端于第 3 骶椎前方续于乙状结肠,在骶、尾骨前面下行,穿过盆膈移行于肛管。直肠下部膨大部分称直肠壶腹。直肠在其矢状面上有两个弯曲:骶曲凸向后,会阴曲凸向前。直肠内面有 3 个直肠横襞,中间的直肠横襞大而恒定,距肛门约 7 cm。

(5) 肛管:直肠穿过盆膈后形成,向下止于肛门,长约 4 cm。肛管的内面有肛柱、肛瓣、肛窦、齿状线、肛梳及白线等结构。环绕肛管周围有肛门内括约肌和肛门外括约肌。肛门内括约肌属平滑肌。肛门外括约肌属横纹肌。

四、复习思考题

1. 单项选择题

(1) 属于下消化道的是　　　　　　　　　　　　　　　　　　( )

A. 口腔　　　　B. 咽　　　　C. 食管　　　　D. 胃　　　　E. 空肠

(2) 食管的第 2 个狭窄距中切牙　　　　　　　　　　　　　( )

A. 10 cm　　　B. 15 cm　　　C. 25 cm　　　D. 40 cm　　　E. 45 cm

(3) 十二指肠球位于　　　　　　　　　　　　　　　　　　( )

A. 上部　　　　　　　B. 降部　　　　　　　C. 水平部

D. 升部　　　　　　　E. 以上都不是

(4) 开口于平对上颌第 2 磨牙的颊黏膜上的是　　　　　　( )

A. 腮腺　　　　　　　B. 下颌下腺　　　　　　C. 舌下腺

D. 胰腺　　　　　　　E. 肝

(5) 肛管皮肤和黏膜的分界线是　　　　　　　　　　　　( )

A. 肛柱　　　　　　　B. 肛瓣　　　　　　　C. 齿状线

D. 白线　　　　　　　E. 肛窦

2. 名词解释

咽峡;十二指肠大乳头;麦氏点;齿状线;腹膜腔。

3. 问答题

(1) 简述牙的形态、构造和分类。

(2) 大唾液腺有几对? 简述其名称、位置及导管的开口。

(3) 简述咽的位置、分部及其交通。

(4) 试述食管的分部。食管有几个生理性狭窄? 试述其位置及临床意义。

五、重点掌握

舌乳头分类和功能;大唾液腺的名称、位置及开口;食管的 3 个狭窄;胃的形态、分部与位置;空、回肠的区别;结肠分部;阑尾根部的体表投影;肛管的形态与结构。

实习项目二　消化腺

一、目的要求

1. 掌握肝的形态、分叶及肝门；肝外胆道系统的组成，胆囊的位置、形态分部，胆囊管的形态，输胆管道及胆囊三角的组成；胆总管与胰管的汇合及开口。熟悉肝的位置（成人、小儿）；胆汁的储存及排出路径。了解肝的主要功能、肝的分段、肝的血管和胆道系统常见的变异。

2. 掌握唾液腺的位置及腺管的开口。

3. 掌握胰的位置、形态、分部及胰管。

二、教具准备

（一）标本

1. 完整标本（示肝和胰的位置及形态）。

2. 游离肝（示肝门结构、第二肝门）。

3. 肝、胆、胰、十二指肠（瓶装）（示肝外胆道、胰管剖开）。

（二）模型

肝外形、肝内管道。

（三）挂图

肝；肝叶、肝段及血管、胆管的肝内分布；胆道、十二指肠和胰（前面观）。

三、实习内容

（一）肝

肝大部分位于右季肋区和腹上区，小部分位于左季肋区。肝的上界在右锁骨中线上平第 5 肋间；肝的下界与右肋弓一致，在剑突下 3 cm 可触及。形态：肝近似楔形，右部厚钝，左部扁薄。可分两面：上面（膈面）隆突，有肝镰状韧带和冠状韧带，后部无腹膜覆盖区称为裸区。下面（脏面）凹凸不平，有"H"形沟，左纵沟较窄，前部有肝圆韧带，后部有静脉韧带，右纵沟较宽，前部称为胆囊窝，容纳胆囊，后部称为腔静脉沟，内有下腔静脉通过，腔静脉沟的上端有左、中、右3 条肝静脉注入，故又称为第二肝门。"H"形的横沟为肝门，有肝固有动脉，门静脉，肝左、右管，神经和淋巴管出入。四缘：前缘锐利，右侧有胆囊切迹，左侧有肝圆韧带切迹；后缘较钝；左缘锐薄；右缘圆钝。分叶：肝上面借助肝镰状韧带将肝分为左、右两叶,肝左叶小而薄,而肝右叶大而厚;肝下面借"H"形沟将肝分为肝左、右两叶及方叶(在左、右纵沟之间,肝门前方)和尾状叶(在肝门后方)。

(二)胆囊

胆囊位于肝右叶下面右纵沟前部的胆囊窝内,略呈梨形,可分为胆囊底、胆囊体、胆囊颈和胆囊管四部。胆囊管黏膜面形成螺旋状皱襞,称为螺旋襞,它可制约胆汁的进出。胆囊底的体表投影点位于右侧锁骨中线与右肋弓交界处,为临床胆囊触诊部位。

(三)输胆管道

输胆管道包括肝左、右管,肝总管以及胆总管。胆总管开口于十二指肠大乳头。胆总管末端膨大称肝胰壶腹(Vater 壶腹),为胆总管与胰管汇合处形成膨大的部分。在肝胰壶腹周围有肝胰壶腹括约肌(Oddi 括约肌)。

胆囊三角(Calot 三角)是由胆囊管、肝总管和肝脏面围成的三角形区域,是寻找胆囊动脉的重要标志。

(四)唾液腺

三对唾液腺的位置及开口部位:① 腮腺位于外耳道前下方,腮腺管于颧弓下一横指处横过咬肌浅面,于咬肌前缘穿颊,开口于平对上颌第 2 磨牙的颊黏膜上。② 下颌下腺位于下颌骨体内面,腺管开口于舌下阜。③ 舌下腺位于口底舌下襞的深面,腺管开口于舌下阜。

(五)胰

胰位于胃的后方,横贴于腹后壁,约平第 1、2 腰椎。胰可分为头、体、尾 3 部,其间无明显界限。注意胰头与十二指肠、胆总管及肝门静脉的关系,胰尾与脾的关系。

四、复习思考题

1. 单项选择题

(1) 人体中最大的腺体是 （   ）

A. 腮腺　　　　B. 下颌下腺　　C. 舌下腺　　　　D. 胰　　　　　　E. 肝

(2) 分泌胆汁的腺体是 （   ）

A. 腮腺　　　　B. 胰腺　　　　C. 肝　　　　　　D. 舌下腺　　　E. 下颌下腺

(3) 储存和浓缩胆汁的器官是 （   ）

A. 胆囊　　　　B. 十二指肠　　C. 肝　　　　　　D. 胰腺　　　　E. 胃

(4) 不是从肝门进出的管道是 （   ）

A．肝固有动脉　　　　B．门静脉　　　　　　　C．肝左管

D．肝右管　　　　　　E．胰管

(5) 肝左纵沟的前部内通过　　　　　　　　　　　　　（　　）

A．肝圆韧带　　　　　B．静脉韧带　　　　　　C．胆囊

D．下腔静脉　　　　　E．门静脉

2．名词解释

肝门；肝胰括约肌；肝胰壶腹。

3．问答题

(1) 简述肝的形态、位置和分叶。

(2) 简述胆囊的位置和分部。简述肝外胆道的组成及开口部位。

(3) 用箭头表示在空腹与进食后，胆汁的产生、储存与排出途径。

(4) 简述胰的形态与分部。

五、重点掌握

肝的形态、位置和分叶、上下界体表投影；肝门；肝蒂；胆囊的位置和分部；胆囊底体表投影；肝外胆道的组成及开口部位；胆囊三角；胰的形态与分部。

（宁夏医科大学　秦　毅）

实习项目三　腹膜

一、目的要求

1．掌握腹膜、腹膜腔的概念。

2．熟悉腹膜形成的结构。

3．了解腹膜的功能。

二、教具准备

腹部正中矢状切面模型，腹膜整体标本。

三、实习内容

（一）腹膜和腹膜腔的概念

腹膜是覆盖在腹、盆壁内面（壁腹膜）和腹、盆腔内脏器表面（脏腹膜）的浆

膜,表面光滑,具有分泌、吸收、保护、支持和修复等功能。

腹膜腔是指脏、壁腹膜之间一个不规则的潜在性的囊状间隙。其在女性可借输卵管腹腔口与外界相通,在男性则完全封闭。

腹腔是指膈以下、盆膈以上由腹壁和盆壁围成的腔。

（二）腹膜与腹、盆腔脏器的关系

腹、盆腔器官根据被腹膜覆盖范围大小,可划分为 3 类。

1. 腹膜内位器官

腹膜内位器官指器官几乎都被腹膜包裹。

2. 腹膜间位器官

腹膜间位器官指器官三面覆盖有腹膜。

3. 腹膜外位器官

腹膜外位器官指器官仅一面覆盖有腹膜。

（三）腹膜形成的结构

腹膜壁层与脏层之间,或脏层与脏层之间相互反折移行形成许多结构,起连结和固定作用,它们往往是血管、神经出入脏器的途径。

1. 网膜

网膜是指连于胃大、小弯的双层腹膜结构,包括小网膜、大网膜。

（1）小网膜:是由肝门移行至胃小弯和十二指肠上部的双层腹膜结构。它又分为肝胃韧带和肝十二指肠韧带（含胆总管、肝固有动脉和肝门静脉）两部分。

（2）大网膜:连于胃大弯和横结肠之间的双层腹膜,先下降继而向后反折向上连于横结肠,呈围裙状,遮蔽在小肠、结肠等脏器前方。

◇ **网膜囊**:是腹膜腔的一部分,为一盲囊,借网膜孔与腹膜腔的其余部分相通。当网膜囊内积液、积脓时（如胃后壁穿孔）,可经网膜孔流至腹膜腔内。前界:小网膜、胃后面的腹膜、大网膜的前两层;后界:覆盖于胰、左肾上腺、左肾的腹膜、横结肠及其系膜以及大网膜的后两层。上界:肝的尾状叶和膈下面的腹膜壁层;下界:大网膜前两层和后两层的移行处;左界:脾、胃脾韧带和脾肾韧带;右界:网膜孔（前方为肝十二指肠韧带,后方为覆盖于下腔静脉前面的腹膜,上方为肝尾状叶,下方为十二指肠上部）。

2. 系膜

系膜是指某些肠管连于腹、盆壁的双层腹膜结构,主要有小肠系膜、横结肠系膜、乙状结肠系膜和阑尾系膜等。

3. 韧带

韧带为壁腹膜移行于脏腹膜或连于脏器与脏器之间的腹膜结构。韧带多数为双层腹膜(如肝镰状韧带、肝胃韧带、肝十二指肠韧带、胃结肠韧带等),少数为单层腹膜。

4. 陷凹

直肠膀胱陷凹(男性)和直肠子宫陷凹(女性)是直立位时腹膜腔最低的部位。

四、复习思考题

1. 单项选择题

(1) 属于腹膜外位器官的是　　　　　　　　　　　　　　　　　　　(　　)

A. 胰腺　　　　B. 胃　　　　　C. 子宫　　　　D. 空肠　　　　E. 膀胱

(2) 女性腹膜腔的最低点是　　　　　　　　　　　　　　　　　　　(　　)

A. 直肠膀胱陷凹　　　　　B. 膀胱子宫陷凹　　　　　　C. 直肠子宫陷凹

D. 网膜囊　　　　　　E. 小网膜

(3) 不是腹膜形成的结构是　　　　　　　　　　　　　　　　　　　(　　)

A. 小网膜　　B. 网膜囊　　C. 大网膜　　D. 肠系膜　　E. 肋膈隐窝

(4) 属于腹膜间位器官的是　　　　　　　　　　　　　　　　　　　(　　)

A. 肾　　　　B. 肝　　　　　C. 回肠　　　　D. 空肠　　　　E. 输尿管

(5) 肝胃韧带属于　　　　　　　　　　　　　　　　　　　　　　　(　　)

A. 小网膜　　　　　　B. 大网膜　　　　　　　C. 网膜囊

D. 系膜　　　　　　E. 以上都不是

2. 名词解释

腹腔;直肠子宫陷凹;直肠膀胱陷凹。

3. 问答题

(1) 腹膜内位器官有哪些?

(2) 腹膜间位器官有哪些?

(3) 腹膜外位器官有哪些?

五、重点掌握

腹膜;腹膜腔;腹膜内、间、外位器官;系膜根;网膜孔;直肠子宫陷凹;直肠膀胱陷凹。

(长春中医药大学　王野成)

第三章

呼吸系统

实习项目

一、目的要求

1. 掌握呼吸系统的组成。
2. 掌握固有的鼻腔黏膜的分部。
3. 掌握喉的位置、喉软骨的名称、喉黏膜的主要形态结构、喉腔分部。
4. 掌握气管的位置,左、右主支气管的形态区别。
5. 掌握肺的形态和结构;熟悉肺的位置及体表投影。
6. 掌握壁胸膜、脏胸膜和胸膜腔。掌握壁胸膜的分部和肋膈隐窝的位置。熟悉胸膜的体表投影。

二、教具准备

1. 头颈部正中矢状切面标本。
2. 颅骨矢状切面示骨性鼻腔与鼻旁窦。
3. 离体呼吸系统标本。
4. 游离肺标本和模型。
5. 胸膜示教标本。
6. 喉软骨模型。
7. 纵隔标本和模型。

三、实习内容

(一)肺外呼吸道

1. 鼻

鼻分为外鼻、鼻腔和鼻旁窦三部分。

（1）外鼻：外鼻有鼻根、鼻背、鼻尖及鼻翼等部，外鼻下端有鼻孔。

（2）鼻腔：在头正中矢状切面标本上观察，鼻腔由鼻中隔分为左、右两腔，每侧鼻腔又分鼻前庭和固有鼻腔。鼻前庭为鼻翼所围成的空腔，内面衬以皮肤，有鼻毛。固有鼻腔由骨性鼻腔被覆黏膜构成。外侧壁上有上鼻甲、中鼻甲及下鼻甲，各鼻甲下方分别形成上鼻道、中鼻道和下鼻道。固有鼻腔的黏膜可因其结构和功能不同，分为嗅区和呼吸区两部分。

（3）鼻旁窦（见运动系统）。

2. 咽

（见消化系统）

3. 喉

（1）喉的位置：从标本上观察，喉位于颈前正中，位置表浅，上连舌骨，下接气管，两侧有颈部大血管、神经和甲状腺侧叶。

（2）喉的结构：观察喉软骨模型和标本。

◇ **喉软骨**：主要包括单块的甲状软骨、环状软骨、会厌软骨和一对杓状软骨。① 甲状软骨是最大的喉软骨，由左右对称的两个方形软骨板构成，两板前缘以直角互相愈合形成前角，其上端向前突出称喉结。两板后缘有两对突起分别是上方的上角和下方的下角。② 环状软骨在甲状软骨的下方，呈环状。前部低窄呈弓形，称环状软骨弓，后部高宽呈板状，称环状软骨板。③ 杓状软骨位于环状软骨板上方，左右各一，呈三棱锥形，尖朝上，底朝下。杓状软骨底有向前的突起，称声带突。④ 会厌软骨附着于甲状软骨前角的后面，形似树叶，下端狭细，上端宽阔，游离于喉口上方，前面凸，后面凹。

◇ **弹性圆锥**：为圆锥形纤维膜，其下缘附着于环状软骨上缘，上缘游离，张于甲状软骨前角后面与杓状软骨声带突之间，称声韧带。

（3）喉腔：在喉矢状切面标本与模型上观察。喉腔的两侧壁有上、下两对黏膜皱襞。上方的一对称前庭襞，两侧前庭襞间的裂隙称前庭裂；下方的一对称声襞，两侧声襞及杓状软骨间的裂隙称声门裂。

喉腔可分为喉前庭、喉中间腔和声门下腔三部分。前庭裂以上的部分称喉前庭；前庭裂和声门裂之间的部分称喉中间腔，喉中间腔向两侧突出的隐窝称喉室；声门裂以下的部分称声门下腔。

4. 气管和主支气管

（1）气管：为前后略扁的圆筒状管道，主要由 14～16 个"C"形气管软骨构成，其缺口由结缔组织连结，由平滑肌和结缔组织封闭，并紧邻食管。气管上端平第 6 颈椎体下缘与喉相连，向下至第 4、5 胸椎之间平面，分为左、右主支气管,分杈处称气管杈。

(2)主支气管:由气管杈至肺门之间的管道,左右各一,分别称为左主支气管和右主支气管。左主支气管细、长、较水平,右主支气管粗、短、垂直。

(二)肺

肺位于胸腔内,纵隔的两侧。左肺狭长,被斜裂分为上、下两叶,即为左肺上叶和左肺下叶;右肺宽短,被斜裂和右肺水平裂分为右肺上叶、右肺中叶和右肺下叶三叶。

肺的形态为一尖、一底、两面、三缘。肺尖呈钝圆形,高出锁骨内侧段上方2~3 cm。肺底位于膈的上方。肋面广阔圆凸,贴近肋和肋间肌;内侧面贴近纵隔和脊柱,此面中央凹陷处称肺门,出入肺门的结构有主支气管、肺动脉、肺静脉、淋巴管及神经等。这些结构由结缔组织和胸膜包裹成束,称肺根。肺的前缘锐利,左肺前缘下半有一明显缺口称心切迹,切迹下方有一向前向内的舌状突起,称左肺小舌。肺的后缘圆钝,贴于脊柱的两旁。肺的下缘锐利,伸向膈与胸壁之间。

(三)胸膜

胸膜分为壁胸膜和脏胸膜。脏胸膜又称肺胸膜,紧贴在肺的表面不易分开,壁胸膜贴在胸壁内面。胸膜的脏、壁两层在肺根周围相互移行,围成完全封闭的胸膜腔。

壁胸膜由于部位不同,又可分为四部分。胸膜顶为突出胸廓上口、覆盖肺尖的部分;肋胸膜贴在肋及肋间肌内面;膈胸膜是覆盖于膈上面的部分;纵隔胸膜是衬附在纵隔两侧的部分。在各部胸膜转折处,可形成潜在的间隙,其中最重要的间隙位于肋胸膜与膈胸膜转折处,称肋膈隐窝,是胸膜腔最低部位。

(四)纵隔

纵隔是两侧纵隔胸膜之间所有器官和组织结构的总称。前界为胸骨,后界为脊柱胸段,两侧界为纵隔胸膜,上界达胸廓上口,下界为膈。纵隔通常以通过胸骨角和第4胸椎下缘平面将其分为上纵隔和下纵隔。下纵隔再以心包为界分为前纵隔、中纵隔和后纵隔三部分。

纵隔主要包括心、心包、大血管、气管、主支气管、食管、胸导管、奇静脉、迷走神经、交感神经、淋巴结等。

四、复习思考题

1. 单项选择题

(1)最大的喉软骨是 （　　）

A. 甲状软骨　　　　B. 环状软骨　　　　　　C. 会厌软骨

D. 杓状软骨　　　　E. 以上都不是

（2）甲状腺峡位于　　　　　　　　　　　　　　　　（　　）

A. 第 1～2 气管软骨环前面

B. 第 2～4 气管软骨环前面

C. 第 3～5 气管软骨环前面

D. 第 5～7 气管软骨环前面

E. 第 12～16 气管软骨环前面

（3）不是出入肺门的结构是　　　　　　　　　　　　（　　）

A. 气管　　　　B. 肺动脉　　　C. 肺静脉　　　D. 淋巴管　　　E. 神经

（4）不属于右肺结构的是　　　　　　　　　　　　　（　　）

A. 肺尖　　　　B. 肺底　　　　C. 心切迹　　　D. 后缘　　　E. 下缘

（5）肺下缘在腋中线平　　　　　　　　　　　　　　（　　）

A. 第 6 肋　　　B. 第 8 肋　　　C. 第 10 肋　　　D. 第 11 肋　　　E. 第 12 肋

2. 名词解释

声门裂;肺门;胸膜腔;肋膈隐窝;纵隔。

3. 问答题

（1）简述肺的形态结构。

（2）简述左、右主支气管的形态区别。

（3）简述壁胸膜的分部和肋膈隐窝的位置。

五、重点掌握

主要喉软骨的名称;气管的位置;左、右主支气管的形态区别;肺的形态和结构、位置及体表投影;肺门;肺根;胸膜顶位置;壁胸膜、脏胸膜和胸膜腔;肋膈隐窝的位置,胸膜的体表投影。

（成都中医药大学　张　路）

第四章

泌尿系统

一、目的要求

1. 掌握肾的形态、位置；熟悉肾的内部结构、肾的被膜。
2. 掌握输尿管的分段及三个狭窄的部位。
3. 掌握膀胱的形态、膀胱三角的构成和特点；熟悉膀胱的位置。
4. 掌握女性尿道外口的开口部位，了解女性尿道的特点。

二、教具准备

1. 腹后壁示肾的被膜及肾蒂的标本。
2. 男、女性泌尿生殖系统标本和模型。
3. 男、女性盆腔正中矢状切面标本和模型。
4. 肾冠状切面标本和模型。
5. 示膀胱三角的标本。

三、实习内容

泌尿系统由肾、输尿管、膀胱及尿道四部分组成。

（一）肾

1. 外形

观察肾标本。肾外形似蚕豆，分上、下两端，前、后两面和内、外侧两缘。内侧缘中部凹陷，称为肾门，有肾动脉、肾静脉、神经、淋巴管及肾盂等出入，这些结构被结缔组织包裹成束，称肾蒂。由肾门深入肾实质之间的腔隙，称肾窦。

2. 位置

在标本上观察。肾位于肾柱两侧,紧贴腹后壁,为腹膜外位器官。左肾上端平第 11 胸椎下缘,下端平第 2 腰椎下缘,右肾较左肾低半个椎体。第 12 肋斜过左肾后面中部,斜过右肾后面上部。

3. 被膜

被膜由内向外依次为纤维囊、脂肪囊和肾筋膜。

4. 肾内部结构

在肾的冠状切面标本和模型上观察。肾实质分为边缘的肾皮质及深部的肾髓质两部分,肾皮质新鲜时呈红褐色,肾髓质位于肾实质深部,由 15～20 个圆锥形的肾锥体组成,肾皮质伸入肾锥体之间的部分称肾柱。肾锥体底朝向皮质,尖端钝圆,朝向肾门,称肾乳头。围绕在肾乳头周围的膜状小管称肾小盏,相邻的 2～3 个肾小盏合成一个肾大盏。肾大盏合成一个漏斗状的肾盂。肾盂出肾门后逐渐变细,移行为输尿管。

(二) 输尿管

输尿管是起自肾盂终于膀胱的肌性管道,长 20～30 cm。输尿管先行于腹部,后进入盆腔,最后穿膀胱壁开口于膀胱内。其全程有 3 个生理性狭窄,第 1 个狭窄在起始部,第 2 个狭窄在越过小骨盆入口跨髂血管处,第 3 个狭窄在膀胱壁内。

(三) 膀胱

1. 形态

膀胱空虚时为锥体形,分尖、体、底、颈四部分。尖端较小,朝向前上方,称膀胱尖。底部膨大似三角形,朝向后下方,称膀胱底。尖与底之间,称膀胱体。膀胱的下部,近前列腺或尿生殖膈处,称膀胱颈。

2. 位置

在盆腔矢状切面标本上观察。成人膀胱位于小骨盆的前部,耻骨联合后方。当膀胱空虚时,膀胱尖不超过耻骨联合上缘,当尿液充盈膀胱时,膀胱尖高出耻骨联合上缘。当膀胱充盈时,膀胱上面的腹膜也随之上移,临床上对膀胱极度充盈的患者,可在耻骨联合上方,经腹前壁进行膀胱穿刺或膀胱手术,可不经腹膜腔而直达膀胱。

膀胱内面靠底部有光滑的三角形区域称为膀胱三角,此三角恰好位于两个输尿管口和尿道内口三者之间的连线内。在剖开的游离膀胱内观察膀胱三角。

(四) 尿道

女性尿道短、直、宽,长 3～5 cm,直径约 0.8 cm,上端起自尿道内口,下端开口于阴道前庭,该口称为尿道外口,位于阴道口的前方。

四、复习思考题

1. 单项选择题

(1) 产生尿液的器官是   (   )

A. 肾   B. 输尿管   C. 膀胱   D. 尿道   E. 前列腺

(2) 输尿管第 2 个狭窄位于   (   )

A. 输尿管起始处   B. 小骨盆入口处   C. 膀胱壁内

D. 膜部   E. 海绵体部

(3) 女性尿道较男性尿道   (   )

A. 直   B. 长   C. 弯曲   D. 不易扩张   E. 不易感染

(4) 女性输尿管距子宫颈约   (   )

A. 1 cm   B. 2 cm   C. 4 cm   D. 8 cm   E. 10 cm

(5) 不通过肾门的结构是   (   )

A. 肾静脉   B. 肾动脉   C. 肾盂   D. 淋巴管   E. 膀胱

2. 名词解释

肾门;肾蒂;肾窦;膀胱三角。

3. 问答题

(1) 简述输尿管的行程及 3 个生理性狭窄。

(2) 试述膀胱的位置、形态及男、女性膀胱的毗邻。

(3) 简述肾的形态、位置。

(4) 试述肾的被膜。

五、重点掌握

肾的形态、位置、内部结构;肾门;肾蒂;肾窦;肾的被膜;肾区;输尿管的分段及 3 个生理性狭窄;膀胱位置、形态;膀胱三角;膀胱毗邻;女性尿道的特点。

(浙江中医药大学　陶水良)

第五章

生殖系统

实习项目一　男性生殖系统

一、目的要求

1. 掌握男性生殖系统的组成,了解其功能。
2. 掌握睾丸和附睾的位置及形态,熟悉睾丸鞘膜脏、壁层的配布和鞘膜腔。
3. 掌握输精管的起止、行程及分部,精索的位置及构成。
4. 熟悉精囊和前列腺的位置及形态。前列腺的分叶,精囊与输精管壶腹的位置关系,前列腺与膀胱颈、尿生殖膈与直肠的位置关系。
5. 了解阴茎头、阴茎体和阴茎根的形态。阴茎的构造和 3 个海绵体的位置与形态关系。阴茎包皮及阴茎系带的位置及构成。
6. 了解阴囊的构造及其内容。

二、教具准备

（一）标本
1. 完整人体标本(示外生殖器、精索和输精管)。
2. 游离泌尿生殖器。
3. 游离膀胱前列腺(示尿道嵴、精阜和精囊)。
4. 男性盆部正中矢状切(示阴囊层次、睾丸和精索)。
5. 阴茎海绵体＋阴茎横切面。

（二）模型
泌尿生殖器、男性盆部正中矢状切、前列腺分叶。

三、实习内容

观察步骤及方法:在男性正中矢状切标本上,观察生殖系统的位置及组成(内生殖器和外生殖器),重点观察内生殖器(生殖腺、输精管道和附属腺)的毗邻。在游离标本上,观察内、外生殖器的形态及其主要结构。男性生殖系统的实验应以生殖细胞(精子)的产生及排出途径作为主线,结合功能进行观察学习。

1. 内生殖器

(1)生殖腺(睾丸):在标本上观察位于阴囊内的睾丸,并用手触摸其形态。睾丸为扁椭圆形,表面光滑,分内外两面、上下两端、前后两缘。其上端及后缘紧贴附睾。纵行切开睾丸,表层较厚的是白膜,其在睾丸后缘增厚并凸入睾丸内形成睾丸纵隔,由睾丸纵隔发出睾丸小隔达白膜将睾丸实质分隔为许多锥形的睾丸小叶,用镊子向外牵拉小叶内的精曲小管,观察其形态,理解其功能。

(2)输精管道:

◇ **附睾**:在游离标本上,附睾呈新月形,爬附于睾丸的上端及后缘,分膨大的头、体和较细的尾。纵行剖开附睾,观察其内的附睾管,理解其作用。

◇ **输精管**:附睾尾向内上弯曲移行为输精管,用手触摸呈坚硬的圆索状,其管壁厚,肌层发达,管腔细小。在完整标本上,观察输精管的分部,按其行程可分为位于睾丸后缘的睾丸部、介于睾丸上端至腹股沟管皮下环间的精索部、位于腹股沟管内的腹股沟管部和盆部(最长,由腹股沟管的腹环起始,至与精囊排泄管汇合成射精管)。理解输精管结扎的部位、临床意义和行腹股沟疝修补术时的注意事项。

◇ **射精管**:输精管近膀胱底处膨大呈壶腹状,末端变细与精囊排泄管汇合成射精管。在男性盆腔正中矢状切模型上,可观察到射精管斜穿过前列腺,开口于尿道前列腺部。注意:由于射精管较细小,一般需在特殊制作的标本上观察。

◇ **精索**:为一对柔软的圆索状结构,自腹股沟管的腹环延至睾丸的上端。提起精索,用两指轻轻一捏,可感觉到其内有一条较细的圆索状结构,有坚硬感,这就是输精管。当切开精索表面的被膜后,细心找出输精管(输精管位于精索的后内侧)。除输精管外,精索内还有动脉、静脉丛、神经和淋巴管等结构,不必一一辨认。

(3)附属腺:

◇ **精囊**:在游离标本上,精囊位于膀胱底后方,呈长椭圆形囊状,左右各一,表面凹凸不平,切开观察其腔内结构,理解精囊的作用。

◇ **前列腺**:① 在膀胱颈下方的板栗形实质性结构为前列腺,其形态为底朝上、尖朝下,底尖之间为体。体后部正中有一较浅的前列腺沟。② 在标本上观察前列腺的位置及毗邻。前列腺位于膀胱颈与尿生殖膈之间,重点观察前列腺底与膀胱颈、精囊和输精管壶腹的位置关系。将手指从肛门伸入直肠内,于前壁探查所能触及的前列腺、精囊、输精管壶腹和膀胱直肠陷凹。③ 在前列腺模型上观察其分叶,即前叶、后叶、中叶和左、右侧叶及其内通过的尿道、射精管。理解前列腺肥大引起排尿不畅的原因及直肠指诊情况(前列腺沟变浅或消失)。

◇ **尿道球腺**:呈豌豆大小的球体,应在尿生殖膈内寻找,其开口于尿道球部。

2. 外生殖器

(1)阴囊:① 在标本上切开阴囊壁观察其结构及其内的睾丸和附睾。阴囊皮肤薄,呈暗褐色,成人有少量阴毛,由于标本阴囊收缩,出现较多的皱襞。深面肉膜是阴囊的浅筋膜,其缺乏脂肪,含有平滑肌纤维,故在活体时能随外界温度的变化而舒缩。皮肤与肉膜紧密相连,肉膜在正中线向深部发出阴囊中隔,将阴囊腔分隔为左、右两部,分别容纳两侧的睾丸和附睾。切开睾丸鞘膜的壁层,见鞘膜的脏层衬于睾丸表面,但睾丸的后缘及附睾贴附之处均无鞘膜被覆。脏层与壁层之间为密闭的鞘膜腔。在阴囊腹侧面,模拟输精管结扎术,考虑手术时应注意的事项。② 演示男性胎儿发育过程中睾丸下降的过程,观察睾丸下降时其被膜与腹膜壁层的关系,理解下降受阻时的表现及临床意义。

(2)阴茎:在游离标本上观察阴茎的构成及海绵体的形态。注意尿道海绵体前、后端膨大为阴茎头和尿道球,理解海绵体的作用。观察阴茎包皮和包皮系带(在腹侧连于包皮与尿道外口之间的皮肤皱襞)。理解临床上行包皮环切术时应注意避免损伤包皮系带的原因。在阴茎横切面标本上,可见阴茎由三个海绵体构成,每个海绵体的外面都包有一层坚厚的白膜,三个海绵体的外面又共同包有阴茎深、浅筋膜和皮肤。其中,位于背侧的两个为阴茎海绵体,细心观察可发现阴茎海绵体的中央有阴茎深动脉;位于腹侧的一个为尿道海绵体,其中央部可见尿道穿过。

3. 男性尿道

在男性骨盆矢状切面标本上观察。男性尿道起自膀胱的尿道内口,终于阴茎头的尿道外口。尿道全长可分为前列腺部、膜部和海绵体部。前列腺部和膜部称为后尿道,海绵体部称为前尿道。男性尿道有三个狭窄,分别位于尿道内口、膜部和尿道外口。有两个弯曲:位于耻骨联合后下方的耻骨下弯,此弯固定;位于耻骨联合前下方的耻骨前弯,将阴茎上提,此弯可变直。还有三个扩大,分别是前列腺部、尿道球部和舟状窝。

四、复习思考题

1. 单项选择题

(1) 男性的生殖腺是　　　　　　　　　　　　　　　　　　　　（　　）

A. 睾丸　　　　　B. 附睾　　　　　C. 前列腺　　　　D. 精囊腺　　　E. 尿道球腺

(2) 结扎输精管的部位是　　　　　　　　　　　　　　　　　　（　　）

A. 睾丸部　　　　B. 精索部　　　　C. 腹股沟管部　D. 盆部　　　　E. 腹部

(3) 不属于生殖系统的是　　　　　　　　　　　　　　　　　　（　　）

A. 睾丸　　　　　B. 阴茎　　　　　C. 阴囊　　　　　D. 男性尿道　　E. 女性尿道

(4) 暂时储存精子并促进精子成熟的器官是　　　　　　　　　　（　　）

A. 睾丸　　　　　B. 附睾　　　　　C. 前列腺　　　　D. 阴茎　　　　E. 精囊腺

(5) 输精管长约　　　　　　　　　　　　　　　　　　　　　　（　　）

A. 10 cm　　　B. 20 cm　　　C. 30 cm　　　D. 40 cm　　　E. 50 cm

2. 名词解释

精索;鞘膜腔;后尿道;射精管。

3. 问答题

(1) 精子在何处产生,经过哪些管道排出体外?

(2) 前列腺位于何处? 体检时从何处触摸前列腺? 前列腺肥大可产生什么症状?

(3) 阴茎由哪些结构组成? 什么叫阴茎包皮?

(4) 某男性患者,因排尿困难需要进行导尿,请问:

① 男性尿道长度如何? 可分为哪几个部分?

② 男性尿道有哪几个狭窄和弯曲?

③ 根据男性尿道的形态特点,在导尿时应注意什么问题? 为什么?

④ 男性尿道与女性尿道的形态特点有何不同?

五、重点掌握

男性生殖系统的组成;睾丸和附睾的位置及形态;输精管的起止、行程及分部;射精管;精索;精囊和前列腺的位置及形态;前列腺的分叶;精囊与输精管壶腹的位置关系;前列腺与膀胱颈、尿生殖膈与直肠的位置关系。男性尿道的分部、狭窄、弯曲和扩大。

实习项目二　女性生殖系统(附乳房)

一、目的要求

1. 掌握女性生殖系统的组成,了解其功能。

2. 掌握卵巢的位置、形态及其与子宫阔韧带的关系;卵巢悬韧带、卵巢固有韧带及卵巢系膜。

3. 掌握输卵管的分部及各部的形态特征。

4. 掌握子宫的位置及其与膀胱、尿道和直肠的位置关系;掌握子宫的形态、分部,子宫腔与子宫颈管的形态及其连通关系;掌握子宫阔韧带、子宫圆韧带、子宫主韧带和子宫骶韧带的位置、附着及构成。

5. 掌握阴道穹的构成、阴道后穹与直肠子宫陷凹的位置关系。熟悉阴道的位置及毗邻。

6. 了解阴阜、大阴唇、小阴唇、阴道前庭、阴蒂和尿道内口与阴道口的位置关系。

7. 熟悉乳头、乳晕、输乳管的排列方向和乳房悬韧带的形态特点。

二、教具准备

(一)标本

1. 女性盆腔正中矢状切(示女性内生殖器、卵巢及子宫的韧带)。

2. 游离女性生殖器。

3. 游离子宫阴道的冠状切(示宫腔、子宫颈管和阴道穹)。

4. 完整人体标本(示女外阴、女性内生殖器)。

5. 乳房(一侧去皮肤,示输乳管、输乳窦和乳房悬韧带)。

(二)模型

女性盆腔正中矢状切、女性内生殖器、子宫的韧带、乳房、男女会阴、经肛管冠状切、经尿道(或阴道)冠状切。

三、实习内容

观察步骤及方法:首先在完整标本上观察女性生殖系统的位置及组成(内生殖器和外生殖器),重点在正中矢状切标本上观察内生殖器(生殖腺、输送管道和附属腺)的毗邻关系。在游离标本上观察内生殖器的形态及其主要结构。女性生殖系统的实验应以生殖细胞(卵子)的产生及排出途径作为主线,结合功能进行观察学习。

1. 内生殖器

(1) 生殖腺(卵巢):① 在女性正中矢状切标本上,卵巢位于髂内、外动脉起始部的夹角内(卵巢窝),也可沿子宫侧方的输卵管向外侧寻找,与输卵管外侧部有系膜相连。② 卵巢呈扁椭圆体,左右各一,质较坚韧,约相当于本人远节拇指大小。成年女性卵巢的表面凹凸不平,分内外两面、前后两缘、上下两端。其后缘游离,前缘有系膜及血管、神经出入为卵巢门。上端与输卵管伞相接,并有卵巢悬韧带连于盆壁,下端有卵巢固有韧带连于子宫角。③ 将卵巢纵行切开,查看其表面由致密结缔组织形成的白膜,观察浅层皮质内的卵泡、黄体及结缔组织,深层髓质内的结缔组织、血管和神经,理解其作用。

(2) 输送管道:

◇ 输卵管:在女性盆腔正中矢状切标本上,沿子宫角向外侧触摸,圆索状的肌性管道即输卵管,注意不要与子宫圆韧带相混淆。子宫圆韧带较长,实心,走向腹股沟管腹环。在经子宫冠状切游离标本上,辨认输卵管的四部,即穿子宫角的子宫部、短直而狭窄的输卵管峡、最长粗而弯曲的输卵管壶腹和末端膨大的输卵管漏斗。查看输卵管结扎和卵子受精的部位。在漏斗部辨认指状的输卵管伞和卵巢伞,理解卵子产生后进入输卵管的过程。

◇ 子宫:① 在女性盆腔正中矢状切标本上观察子宫的位置及毗邻。子宫(未孕)位于小骨盆腔内,膀胱与直肠之间,两侧是子宫附件,即输卵管和卵巢,下接阴道。正常成人的子宫呈前倾、前屈位(子宫长轴与阴道长轴间的夹角为前倾,子宫体长轴与子宫颈长轴间的夹角为前屈)。② 在经阴道冠状切的子宫及保留周围结构的标本或模型上观察,子宫呈前后稍扁的倒置梨形,以子宫与输卵管连结处的子宫角为界分为子宫底和子宫体,下端圆柱形为子宫颈,与子宫体无明显分界。子宫颈以阴道为标志分为伸入阴道的子宫颈阴道部和阴道以上的子宫颈阴道上部,颈与体交接处为峡,该处不明显。理解妊娠后子宫峡的变化及临床意义。③ 在子宫冠状切标本或模型上观察子宫内腔。子宫内腔包括子宫腔和子宫颈管。子宫体内呈前后稍扁的三角形腔为子宫腔,子宫颈内呈梭形的是子宫颈管。注意不要将子宫内腔与子宫腔相混淆。观察子宫的外膜、肌层和内膜,理解内膜的周期性变化及其与妊娠的关系。④ 在女性盆部正中矢状切标本上观察维持子宫正常位置的韧带。子宫阔韧带为从子宫侧缘到骨盆侧壁呈冠状位的宽薄结构(限制子宫向两侧移位),观察其分为输卵管系膜、卵巢系膜和子宫系膜三部。子宫圆韧带为从子宫角走行于子宫阔韧带内达腹股沟管腹环的圆索状结构,其穿经腹股沟管止于阴阜,牵拉韧带观察其作用(维持子宫前倾)。在模型上观察,子宫主韧带为起自子宫颈到骨盆侧壁(防止子宫下垂)。子宫骶韧带为自子宫颈向后绕直肠达骶骨的韧带(维持子宫前屈)。⑤ 在游离子宫标本上观察子宫口的形态,辨认其是正常顺产妇(子宫口呈横裂状)、未产妇(子宫口呈圆形)还是剖宫产者(子宫口圆形但腹壁和宫壁有瘢痕)。⑥ 在腹膜完整的女性盆腔标本上观察子宫与腹膜的关系,除子宫颈阴道上部的前壁和子宫颈阴道部无腹膜覆盖外,其余部分均被腹膜覆盖,理解经腹膜外行剖宫产手术的入路及临床意义。腹膜在膀胱与子宫间移行形成膀胱子宫陷凹,子宫与直肠间腹膜移行形成直肠子宫陷凹,理解这些陷凹的临床意义。⑦ 通过多个游离标本观察子宫随年龄变化而变化的情况。

◇ **阴道**:在盆部正中矢状切标本上,观察尿道与肛管间的扁肌性管道,即阴道,查看其构成(黏膜、肌层和外膜)、前后壁的长度(前壁短,后壁较长)及生理状态下的情况(平时前后壁相贴,呈塌陷状态)。重点观察包绕子宫颈阴道部的环行凹陷,即阴道穹,探查阴道后穹,模拟妇科双合诊检查及腹膜腔穿刺或切开引流术。将手指自肛门伸入直肠,于前壁探查所能触及的子宫颈、子宫口和直肠子宫陷凹。

(3)附属腺(前庭大腺):在女性外阴浅层标本上,阴道后外侧的豌豆样结构,即前庭大腺,探查其开口于阴道前庭处。

2. 外生殖器

在游离的女性外生殖器标本上,观察前部富有阴毛的阴阜、两侧皮肤皱襞纵行隆起的大阴唇、小阴唇(内侧较薄的皮肤皱襞)和阴蒂(两侧小阴唇间的前部,相当于男性阴茎)。重点观察两侧小阴唇间的裂隙即阴道前庭,查看阴道口与尿道口的关系(前部较小为尿道口,后部较大是阴道口),探查阴道两侧前庭大腺的开口。在女性外阴浅层标本上,观察阴道前庭外侧大阴唇皮下的蹄铁形结构,即前庭球,其后部有较小的前庭大腺。

附:女性乳房

(1)在成人女性完整标本上,观察胸前壁半球形的乳房,重点查看平第4肋间隙或第5肋的乳头、乳晕的颜色及呈小隆起的乳晕腺。

(2)在乳房周缘以环形将其切下,切除较容易,理解:乳房为什么易整体切除(胸大肌与乳房之间存在乳房后隙)?考虑:现在比较流行的隆胸术是将填充物置于何处?有何优缺点?

(3)在游离的乳房标本上,从乳头向周围辐射状寻找较细的管状结构即输乳管,于近乳头处扩大为输乳管窦,探查其开口;向输乳管远端探查与其相连的约15～20个乳腺叶,观察乳腺叶周围的膜性结构即纤维组织,理解:乳房脓肿切开引流时为什么常采取放射性切口? 在经乳头的纵切标本上,用镊子寻找连于乳腺深面胸筋膜与皮肤、乳头之间的纤维组织即乳房悬韧带,理解其作用及乳腺癌晚期出现"橘皮状"的原因。

四、复习思考题

1. 单项选择题

(1) 女性的生殖腺是　　　　　　　　　　　　　　　　　　　　　　(　　)

A. 卵巢　　　　B. 子宫　　　　　C. 输卵管　　　D. 前庭大腺　　E. 阴道

(2) 卵子通常受精的部位是　　　　　　　　　　　　　　　　　　　(　　)

A. 输卵管子宫部　　　　　B. 输卵管峡　　　　　　　C. 输卵管壶腹

D. 输卵管漏斗　　　　　　E. 卵巢

(3) 子宫前倾形成向前开放的角度约为　　　　　　　　　　　　　　(　　)

A. 30°　　　　B. 50°　　　　　C. 90°　　　　　D. 130°　　　　E. 180°

(4) 防止子宫向下脱垂的韧带是　　　　　　　　　　　　　　　　　(　　)

A. 子宫阔韧带　　　　　　B. 子宫圆韧带　　　　　　C. 子宫主韧带

D. 子宫骶韧带　　　　　　E. 以上都不是

(5) 产生月经与孕育胎儿的器官是　　　　　　　　　　　　　　　　(　　)

A. 子宫　　　　B. 输卵管　　　C. 卵巢　　　　D. 阴道　　　　E. 乳腺

2. 名词解释

阴道穹;阴道前庭;乳房悬韧带。

3. 问答题

(1) 卵子是由什么产生的? 说明卵子的排出途径。

(2) 子宫的外形、内腔有何特点? 它位于何处? 其正常位置如何? 子宫的正常位置靠什么结构维持? 这些结构的功能如何? 子宫颈与阴道、子宫与腹膜的位置关系如何? 有何临床意义?

(3) 某已婚妇女,因已有一个孩子,来医院要求施行绝育手术,请问:

① 卵子在何处产生? 经过哪些管道排出体外?

② 输卵管分为哪几部分?

③ 打开腹膜腔后,如何才能迅速准确地找到输卵管?

(4) 某青年初产妇,因产后乳腺脓肿需要及时切开排脓,请问:

① 乳房位于何处?

② 乳房的形态如何,在结构上有哪些特征?

③ 乳腺脓肿切开,应如何选择手术切口? 为什么?

五、重点掌握

女性生殖系统的组成;卵巢的位置、形态、固定装置及其与子宫阔韧带的关系;卵巢悬韧带、卵巢固有韧带及卵巢系膜;输卵管的分部及各部的形态特征;子宫的位置、固定装置及其与膀胱、尿道和直肠的位置关系;子宫的形态、分部;子宫腔与子宫颈管的形态及其连通关系。

(云南中医药大学　武煜明)

第六章

感 觉 器

实习项目一 视器

一、目的要求

1. 画出眼眶长轴、眼轴和视轴,观察三者的关系。

2. 观察眼球壁的构成,理解其功能。

3. 观察活体眼睑的形态及内眦、外眦、泪乳头、泪小点、泪湖、泪阜、睑结膜、球结膜、巩膜、角膜、瞳孔和虹膜。

4. 观察晶状体、睫状突、睫状体、睫状小带、角膜、巩膜静脉窦、眼前后房、玻璃体、视网膜、视神经盘和脉络膜。

5. 查看屈光装置的组成和房水循环途径,理解晶状体的调节功能。

6. 观察新鲜动物眼球壁和内容物及其与模型、标本的区别。

7. 查看眼睑的皮肤、皮下组织、眼轮匝肌、睑板和睑结膜,观察其结构特点。

8. 观察上睑提肌、上直肌、下直肌、内直肌、外直肌和上、下斜肌的位置及肌束的方向。

9. 观察泪腺的位置及形态,泪囊的位置、形态及其与上、下泪小管和鼻泪管的关系。

10. 查看眼动脉的行程及其发出的视网膜中央动脉。

11. 观察眶内眼球、视神经及其周围的眼外肌、血管、神经、筋膜等的配布情况。

二、教具准备

（一）标本

1. 颅。

2. 眼外肌。

3. 眼睑（示皮肤、皮下组织、眼轮匝肌、睑板和睑结膜）。

4. 眼眶（打开眶上壁和外侧壁，示泪腺、眼球、视神经、眼外肌、眼动脉和眼静脉）。

5. 泪器（示泪道）。

6. 新鲜动物眼球。

（二）模型

眼球放大（示眼球壁及内容物）、眼眶放大（示眼球外肌）。

三、实习内容

观察步骤及方法：首先在标本上明确视器的位置及组成（眼球及眼副器），然后在放大的眼球及眼副器模型上，观察眼球的构成及眼副器的结构，理解其功能。视器的实习应以物体成像作为主线，结合其保护、运动装置进行观察学习。

视频 4

（一）眼球

1. 眼球轴线

在颅标本上观察骨性眼眶的长轴线，呈"八"字形，理解其意义。在眼球模型上观察其形状，似地球，前后径略小于横径；寻找眼球前、后部最突出处（即前、后极）并作标志，于前、后极间作数条连线，取连线中点连一环行线即赤道（中纬线）。经视神经盘将眼球作水平切，在视神经盘的颞（外）侧寻找黄斑中央凹；将眼球前、后极作一连线即眼轴，瞳孔中央至黄斑中央凹的连线为视轴，观察眼眶长轴、眼轴及视轴三者的关系。

2. 眼球壁

（1）纤维膜（外膜）：在眼球模型上，从表面观察前部较小的无色透明结构即角膜，后部较大呈乳白色的是巩膜。对照活体观察，人们常说的"黑眼珠"即角膜，"白眼珠"即巩膜，注意活体仅能观察到巩膜前面的一小部分，理解：角膜为什么在活体呈现黑颜色？在眼球水平切模型上，观察角膜与巩膜交界处呈点状的巩膜静脉窦，理解其环行的立体形态及临床意义。

（2）血管膜（中膜）：① 在眼球水平切模型上，中膜由前向后可分为虹膜、睫状体和脉络膜三部分。将角膜后方呈冠状位圆盘状的虹膜取下,观察虹膜的形态、颜色及中间的圆孔(即瞳孔)。对照观察活体,在"黑眼珠"的中间有一个更黑的点即瞳孔;周边部颜色因种族不同而有所差异,中国人为"黑眼睛"、欧美人是"蓝眼睛"即因此缘故;观察白兔子的眼睛,呈红色,比较白兔子与其他颜色兔子眼睛的差别,理解:为什么白兔子是红眼睛?仔细观察虹膜模型,瞳孔周边有呈辐射状的瞳孔开大肌和环行的瞳孔括约肌,理解其作用。② 观察巩膜内面的脉络膜及脉络膜与虹膜间断面呈三角形的睫状体。睫状体后部较平坦为睫状环;前 1/3 较肥厚,其内表面有 70～80 个向内突出的皱襞即睫状突,理解睫状突在调节晶状体曲度中的作用。查看脉络膜分别与内、外膜结合的紧密程度(与巩膜疏松结合,内面紧贴视网膜色素上皮层),理解脉络膜和睫状体的作用。

(3) 视网膜(内膜):在眼球水平切模型上,观察视网膜的分部[视部、盲部(即睫状体部)和虹膜部],查看与视神经相连的视神经盘,其颞侧稍下方是黄颜色的黄斑及中央凹,理解视神经盘和黄斑的形成及功能。理解视网膜的分层(外面的色素上皮层和内面的神经层)、结合程度及视网膜剥离的形态学基础。

3. 眼球内容物

在眼球水平切模型上:

(1) 将呈双凸透镜的晶状体取出,观察其曲度,凸度较大者为后面,较小者是前面,理解其在物体成像中的作用、变化及临床意义。

(2) 观察角膜与晶状体间的腔隙(即眼房)。眼房内充满房水,其被虹膜分为前、后两部分,两者借瞳孔相通;查看虹膜与角膜间的虹膜角膜角,理解房水的产生、循环途径及临床意义(房水由睫状体产生,经眼后房→瞳孔→眼前房→虹膜角膜角→巩膜静脉窦→睫状前静脉→眼静脉)。

(3) 将晶状体后面较大的无色透明的玻璃体取出,观察其形状,理解其对视网膜的支撑作用及临床意义。

(4) 将晶状体、玻璃体放回模型内,观察由角膜、房水、晶状体和玻璃体组成的屈光装置及特点(无色透明、不含血管),理解物体成像及近视、远视的形成原理和矫正方法。

4. 动物眼球实验

(1) 取新鲜动物眼球经视神经平面由前向后作水平切,注意观察:切开角膜时有液体流出,即房水;继续向后切,可有胶状的玻璃体流出。

(2) 将动物眼球壁翻起观察,玻璃体呈胶状,像超市里出售的果冻,与模型上玻璃体的性状相差甚远。

(3) 观察由睫状突连于晶状体的睫状小带;将晶状体取出,触摸晶状体,弹性较好,周围部较软的是晶状体皮质,中央部的晶状体核较硬。

(4) 观察视网膜的颜色及附着情况,部分视网膜已脱落、游离,从而可以理解玻璃体对视网膜的支撑作用,如玻璃体破裂或体积变小将导致视网膜剥离。

(5) 观察虹膜的形状及颜色,将角膜、巩膜、睫状体与模型进行对比,理解它们的形态及构造。

(二) 眼副器

1. 眼睑和结膜

(1) 在活体上观察眼睑的形状及结构,将眼睑翻起,观察眼睑内面透明的黏膜即睑结膜、眼球表面的球结膜,及睑结膜与球结膜移行处的结膜穹隆;在睡眠较少时眼睛发红,眼球表面变红即因球结膜充血而致。

(2) 在眼睑层次标本上,辨认眼睑的 5 层结构,即皮肤、皮下组织、肌层(眼轮匝肌和上睑提肌)、睑板和睑结膜,注意睑板呈半月形,触之较硬,理解临床上"麦粒肿"和"霰粒肿"的发生原因、临床表现及鉴别要点。

2. 泪器

泪器由泪腺和泪道组成,在显示泪器的标本上,观察位于眼眶上外侧部泪腺窝内的泪腺,下内侧部内眦与眼球间的泪湖、泪湖底部呈小突起的泪阜、泪乳头和泪点;用较硬的细铁丝自泪点伸入泪小管,经泪囊、鼻泪管探查其开口于下鼻道,理解泪液的作用、产生、排出途径及临床意义(泪液由泪腺产生,经泪腺排泄小管→结膜囊→泪湖→泪点→泪小管→泪囊→鼻泪管→下鼻道)。

3. 眼外肌

(1) 在眼外肌标本上,除上睑提肌以作用命名外,其余均以位置和形态命名。上睑提肌位于上直肌上方,自总腱环向前移行为腱膜止于上睑;4 条直肌和上斜肌均起自视神经管周围及眶上裂内侧的总腱环,直肌分别沿眼眶上、下、内侧、外侧壁前行,至眼球赤道(中纬线)的前方止于巩膜;上斜肌经眶内侧壁前上方的滑车转向后外,于上直肌与外直肌间止于眼球赤道(中纬线)的后方;下斜肌自眶下壁向后外止于眼球赤道(中纬线)的后方。牵拉眼外肌观察眼球的运动方向,注意眼外肌的止点在中纬线之前或中纬线之后对眼球瞳孔的转动方向是决然相反的。

(2) 在放大的眼外肌模型上,辨认眼外肌;模拟眼外肌收缩状态,观察眼球前部的转动方向。内、外直肌收缩分别使瞳孔转向内侧和外侧;因两侧骨性眼眶呈"八"字形斜向外侧,两条上、下直肌也呈"八"字形排列,肌的起点靠内侧,止点靠外侧,故收缩时除拉瞳孔向上、下方外,也使瞳孔向内侧转动;上斜肌收缩时牵拉眼球后部向内上外转动,前部瞳孔则转向外下方;下斜肌收缩时牵拉眼球后部向内下方转动,前部瞳孔则转向外上方;理解眼外肌的作用及临床意义。

4. 眶脂体和眶筋膜

在新鲜眼眶标本上,充填于眼球、眼外肌与眶之间的脂肪组织即眶脂体,理解其作用。眶筋膜包括眶骨膜、眼球筋膜鞘、肌筋膜鞘和眶隔(上睑板上缘和下睑板下缘与眶上、下缘间的致密结缔组织),分别在眶内、眼球表面、眼外肌表面和睑板上、下方寻找辨认。

(三)眼的血管、神经

在眼眶标本上探查眼动脉的行程,眼动脉自视神经管穿出,经视神经外侧和上直肌下方,后横跨视神经上方达眼眶内侧壁,再经上斜肌与内直肌之间前行,分数条分支到达眼球及眼外肌等处;查看较细的视网膜中央动脉穿视神经鞘处,随视神经进入眼球壁供应视网膜的血液,理解动脉的分布和静脉回流;泪腺动脉较大,睫后长、短动脉分布于眼球壁。观察眼眶内与眼球相连较粗大的视神经及支配眼外肌的动眼神经、滑车神经和展神经(详见脑神经部分)。

四、复习思考题

1. 单项选择题

(1) 眼球纤维膜的前 1/6 是 （　　）

A. 角膜　　　　B. 巩膜　　　　C. 虹膜　　　　D. 睫状体　　　　E. 脉络膜

(2) 产生房水的是 （　　）

A. 泪腺　　　　B. 玻璃体　　　　C. 虹膜　　　　D. 睫状体　　　　E. 脉络膜

(3) 可使瞳孔转向下外的是 （　　）

A. 上直肌　　　B. 内直肌　　　C. 上睑提肌　　D. 上斜肌　　　E. 下斜肌

(4) 不属于眼副器的是 （　　）

A. 眼睑　　　　B. 结膜　　　　C. 泪器　　　　D. 眼球外肌　　E. 晶状体

(5) 不属于泪道的是 （　　）

A. 泪点　　　　B. 泪小管　　　C. 泪囊　　　　D. 鼻泪管　　　E. 下鼻道

2. 名词解释

巩膜静脉窦;视神经盘;黄斑;虹膜角膜角。

3. 问答题

(1) 眼球壁分几层,各有哪些结构和功能?用检眼镜(眼底镜)检查眼底时,光线通过哪些结构到达眼底?看远物或近物时,如何使物像正好落在视网膜上?

(2) 房水是怎样产生和循环的?房水循环发生障碍时可产生什么后果?

（3）某患者两眼向前直视时，左眼球处于内斜视位，试分析是什么肌麻痹引起的。

（4）光线从外界到达视网膜需依次经过哪些结构才能到达视网膜？

五、重点掌握

眼球壁的构成，理解其功能；视神经盘；黄斑；中央凹；屈光装置的组成和房水循环途径，理解晶状体的调节；上睑提肌、上直肌、下直肌、内直肌、外直肌和上、下斜肌的位置及肌束的方向；结膜及分部；泪器和泪道，鼻泪管开口。

（浙江中医药大学　陈迎春）

实习项目二　前庭蜗器

一、目的要求

1. 观察耳的组成，理解其功能。

2. 观察外耳道分部及弯曲，鼓膜的位置及形态，小儿外耳道的特点。

3. 观察鼓室的位置、形态及 6 壁的毗邻，查看岬、前庭窗、蜗窗、面神经管凸，乳突窦、乳突小房、咽鼓管的位置及开口，听小骨的位置及其连结。

4. 观察内耳在颞骨中的位置及骨半规管、前庭和耳蜗的相互位置关系，根据方位辨认前、后、外 3 个半规管及其位置关系。

5. 观察骨迷路与膜迷路的关系，膜迷路的分部及各部的相互关系；查看骨壶腹、膜壶腹和椭圆囊、球囊及其连通；辨认蜗轴、骨螺旋管、骨螺旋板、前庭阶、鼓阶和蜗管。

6. 辨认膜迷路上感受器的名称及位置，理解声波的传导途径。

二、教具准备

（一）标本

1. 耳（示鼓室内侧壁、前庭窗、蜗窗、面神经管凸、乳突窦、乳突小房、咽鼓管和鼓膜）。

2. 听小骨（封装）。

3. 内耳雕刻（封装，示半规管、前庭和耳蜗）。

4. 颞骨纵切面。

（二）模型

耳（全貌），内耳放大，听小骨放大，颞骨放大。

三、实习内容

观察步骤及方法：在完整标本上明确前庭蜗器（耳）主要位于颞骨岩部内，而颞骨岩部由后外伸向前内构成颅底；在耳模型上查看耳的分部（外耳、中耳和内耳）及毗邻结构；在鼓室、听小骨、骨迷路等放大模型上观察其外形及主要结构。前庭蜗器的实习应以声波的空气传导为主线，结合各部的形态、功能进行观察学习。

（一）外耳

1. 耳郭

观察活体耳郭的形态及其主要结构；用手捏扁耳郭使之变形，观察：耳郭是否会恢复原状？在标本上将耳郭切开，结合组织学观察其软骨的类型（由弹性软骨构成），理解耳郭变形后能够恢复的原因。注意观察耳屏后方的外耳门，理解耳屏和耳垂的临床意义。

2. 外耳道

在耳模型上，外耳道由外侧 1/3 软骨部和内侧 2/3 骨性部构成；探查其弯曲情况，软骨部向前上，骨性部向前下倾斜。模拟观察鼓膜的动作，观察：应向何处牵拉耳郭可使外耳道呈近似于直线的管道？观察活体验证：是否向后上方牵拉效果最佳？婴幼儿外耳道几乎全为软骨，考虑：应向何方向牵拉耳郭为好？

3. 鼓膜

（1）在标本或模型上观察鼓膜的位置，尤其是其倾斜情况。如成人向前下外倾斜，与头部的矢状面及水平面各成 45°角。

（2）在游离的鼓膜模型上，观察鼓膜的形态，呈碟状，凸面对向中耳鼓室，与锤骨柄末端相连，中心凹陷为鼓膜脐，活体上有锤骨柄附着。鼓膜上部有锤骨前、后襞，两者之间较小的薄而松弛的三角形区域为松弛部，下部为紧张部，理解紧张部的作用（鼓膜振动的主要部分）。

（3）在活体通过外耳道观察鼓膜松弛部与紧张部的颜色差别，松弛部呈淡红色，紧张部为灰白色，且在紧张部的前下方有一个三角形的反光区，即光锥。在游离标本上则寻找不到光锥，此为一物理现象，并非解剖学结构，理解光锥存在的临床意义。

（二）中耳

观察方法及内容：在耳模型或锯开的颞骨标本上，首先摆正耳的位置，由前内向后外持拿，注意参照整颅或骨架标本确定耳的解剖位置。观察中耳的位置（大部分位于颞骨岩部内）及形态（为含气的不规则小腔隙，上下径和前后径长，内外侧径短),查看中耳的组成(鼓室、咽鼓管、乳突窦和乳突小房)。

1. 鼓室

(1)鼓室壁:① 在耳模型上,辨认鼓室的 6 壁及毗邻结构。鼓室上壁隔骨板与颅中窝相邻,故称盖壁;下壁隔骨板与蓝颜色的颈内静脉相邻,又称颈静脉壁;前壁隔骨板与红颜色的颈内动脉相邻,也称颈动脉壁;后壁通过乳突窦口、乳突窦到乳突小房,故又称乳突壁;外侧壁主要是鼓膜,也称鼓膜壁;内侧壁与内耳相邻,因内耳称迷路,故此壁又称迷路壁。② 在颞骨放大模型上,摆正位置后切开颞骨,重点观察鼓室内侧壁(迷路壁)和后壁(乳突壁)上的主要结构。内侧壁中部隆起为鼓岬,由耳蜗第 1 圈起始部隆起形成,可在耳模型上打开颞骨岩部的盖子,取出里面的内耳模型以验证。岬的后下方的圆形孔为蜗窗,在活体上有膜性结构封闭,又称第二鼓膜;后上方的卵圆形孔为前庭窗,此孔为镫骨底封闭。再向后上方的弓形隆起是面神经管凸,内有面神经通过。注意模型上面神经管凸已打开,显露出面神经管及管内的面神经,理解这些结构形成的原因及意义。后壁的乳突窦口下方有锥隆起,内有红颜色的镫骨肌,经窦口进入较大的腔隙即乳突窦,再向后通入蜂窝样的乳突小房,理解中耳炎引起的面瘫与经乳突入路手术时引起面瘫的原因。

(2)听小骨:在封装的听小骨标本上,观察 3 块听小骨的大小、形状。听小骨以形态命名,即锤骨、砧骨和镫骨,在听小骨放大模型上观察其主要结构及连结,理解锤骨柄与鼓膜脐(锤骨最靠外侧,锤骨柄末端附着于鼓膜脐)和镫骨底与前庭窗的关系(镫骨底覆盖于前庭窗)、听小骨链的杠杆放大作用及临床意义。

(3)运动听小骨的肌:在耳模型上,位居鼓室前壁咽鼓管上方的肌即鼓膜张肌,拉锤骨柄向内侧,使鼓膜内陷而紧张;鼓室后壁乳突窦口下方的肌为镫骨肌,牵拉镫骨使其离开前庭窗而减小压力,此两肌为增强和减弱声波的拮抗肌。

2. 咽鼓管

在标本或模型上观察鼓室前壁下部的咽鼓管构成及倾斜度,咽鼓管后外侧为骨部,前内侧是较长的软骨部,两侧分别通鼓室和鼻咽的咽鼓管咽口。结合咽鼓管的关闭,理解其作用及小儿常易引起中耳炎的原因。

3. 乳突窦和乳突小房

在颞骨放大模型上,观察鼓膜上隐窝后方的乳突窦和颞骨乳突深方的蜂窝样腔隙,即乳突小房,此处常为中耳手术的入路部位。在锯开的颞骨标本上观察,可见这些小腔互相交通,向前借乳突窦与鼓室相通。鼓室壁覆有黏膜,此黏膜与咽鼓管及乳突窦、乳突小房内的黏膜相延续,理解乳突窦和乳突小房的生理功能。

（三）内耳

1. 观察方法及内容

（1）在耳模型上观察位于鼓室与内耳道底之间、全部埋藏于颞骨岩部骨质内的内耳，然后将内耳取下，按正常位置在内耳放大模型上观察其构成（骨迷路和膜迷路）及形态。注意真实的内耳骨迷路是颞骨岩部内曲折的骨性隧道，似深山里的山洞，是不可能取出来的，但通过外形雕刻和内腔铸型来显示的膜迷路模型是可以取出来的。

（2）内耳模型的位置摆放对观察来说非常重要，耳蜗顶伸向前外侧，底朝后内侧。卵圆形的前庭窗朝向前外侧。单独的"C"字形半规管水平位向后伸。据此摆正位置后再观察。

2. 骨迷路

在内耳放大模型上，骨迷路自前内向后外由耳蜗、前庭和骨半规管三部分组成。

（1）骨半规管：鉴别 3 个呈"C"字形半规管的名称。3 个半规管相互垂直排列：呈水平位后伸的是外骨半规管，有单骨脚和膨大的骨壶腹连于前庭；与颞骨岩部垂直的是前骨半规管；与颞骨岩部长轴平行的是后骨半规管。后两者都有膨大的骨壶腹，但单骨脚合成一个总骨脚连于前庭。

（2）前庭：为骨迷路中部膨大的椭圆形腔隙，后部有 5 个小孔连于 3 个半规管，前方有 1 个孔通耳蜗，前外侧壁上有卵圆形的前庭窗。

（3）耳蜗：前部的耳蜗似蜗牛壳，从耳蜗顶至底做纵剖面，查看由松质骨构成的蜗轴呈锥形，向两侧伸出骨螺旋板；骨螺旋管由密质骨构成，绕蜗轴旋转约 2.5 圈至蜗顶。骨螺旋板伸向骨螺旋管，但未到达骨螺旋管的外侧壁，再由两层膜性结构继续向外侧分割而形成 3 个管道，近蜗顶的是前庭阶，中间为膜蜗管，近蜗底的是鼓阶，前庭阶与鼓阶通过蜗顶的蜗孔相通，鼓阶在骨螺旋管起始部有圆形的蜗窗，被第二鼓膜封闭。理解：骨半规管内是否有液体存在？液体来源于何处，怎样循环？

3. 膜迷路

在内耳放大模型上，将骨半规管和前庭处的骨迷路去掉。

（1）观察套在骨半规管内的膜半规管，其与骨半规管形态一致，也有 3 个膨大的膜壶腹，膜壶腹内有隆起的壶腹嵴，是头部旋转变速运动时的感受器。

（2）前庭内有椭圆形的椭圆囊和球形的球囊，椭圆囊后壁上有膜半规管的 5 个开口，前壁通过椭圆球囊管连于球囊，球囊向前下借连合管与耳蜗内的膜蜗管相连。椭圆囊和球囊内有低平的椭圆囊斑和球囊斑,它们是头部静止和直线变速运动时的感受器。

(3) 膜蜗管断面呈三角形,上壁为前庭膜,下壁是螺旋膜,在螺旋膜上有螺旋器(Corti 器),它是听觉感受器。理解:膜迷路内液体的来源、循环途径及其与骨迷路内液体是否可以相通?

(四) 声波传导

在模型上演示空气传导的路径:声波→外耳道→鼓膜→听小骨链→前庭窗→前庭阶内的外淋巴→蜗孔→鼓阶内的外淋巴→蜗窗的第二鼓膜→膜蜗管内的内淋巴→基底膜上的螺旋器→蜗神经→听觉传导通路→大脑颞叶听觉中枢。理解声波作为力传导形式的变化,注意分析传导性耳聋与神经性耳聋的发生部位及鉴别要点。

(五) 耳的血管和内耳道

内耳血管来自基底动脉的迷路动脉,经内耳门后分支分布于内耳,缺血后易导致眩晕,理解梅尼埃病的病因及治疗方法。位置觉和听觉感受器通过前庭蜗神经,经内耳道、内耳门连于脑桥(详见脑神经实验)。从颞骨岩部后面内耳门向深方长 1 cm 的管道即内耳道,其内有前庭蜗神经、面神经和迷路血管通过。

四、复习思考题

1. 单项选择题

(1) 不属于中耳的是 （ ）

A. 鼓膜　　　 B. 鼓室　　　 C. 咽鼓管　　　 D. 乳突窦　　　 E. 乳突小房

(2) 鼓室的后壁是 （ ）

A. 鼓室盖壁　　　　 B. 颈静脉壁　　　　　 C. 颈动脉壁

D. 乳突壁　　　　　 E. 迷路壁

(3) 不属于膜迷路的是 （ ）

A. 耳蜗　　　 B. 椭圆囊　　　 C. 球囊　　　 D. 膜半规管　　　 E. 蜗管

(4) 听觉感受器是指 （ ）

A. 前庭　　　　　　 B. 椭圆囊斑　　　　　 C. 球囊斑

D. 壶腹嵴　　　　　 E. 螺旋器

(5) 不属于内耳的是 （ ）

A. 听小骨　　　　　 B. 骨半规管　　　　　 C. 球囊

D. 膜半规管　　　　 E. 蜗管

2. 名词解释

骨迷路;膜迷路;前庭器。

3．问答题

（1）中耳鼓室6个壁上各有哪些结构，中耳炎化脓可引起哪些后果？

（2）声波是怎样传导的，哪些结构受到损害会影响听觉功能？

（3）接受听觉、位置感觉的结构有哪些，各位于何处？

（4）中耳通过什么途径与外界相通？小儿为什么易患中耳炎？

五、重点掌握

耳的组成；鼓室的位置、形态及6个壁；乳突窦、乳突小房、咽鼓管的开口；听小骨的位置及其连结和听小骨肌；内耳的位置及骨半规管、前庭和耳蜗；骨迷路；膜迷路；前庭器及作用。

（浙江中医药大学　俞　洪）

第七章

内分泌系统

实习项目

一、目的要求

1. 掌握内分泌腺的组成及其与外分泌腺的区别。

2. 掌握垂体的位置、形态、大小及分部,了解其功能。

3. 掌握甲状腺的形态、位置,熟悉其毗邻。了解被膜与甲状腺悬韧带及其功能。

4. 熟悉甲状旁腺、肾上腺和松果体的位置及形态,了解它们的功能。

5. 熟悉胰和胸腺内的内分泌组织,了解它们的功能。

6. 熟悉卵巢和睾丸内的内分泌组织,了解它们的功能。

二、教具准备

（一）标本

1. 湿颅底和颅正中矢状切标本（示鞍隔、垂体）。

2. 完整标本（示甲状腺、甲状旁腺、胸腺、肾上腺、胰、卵巢和睾丸）。

3. 游离脑（示松果体）。

（二）模型

全身内分泌腺。

三、实习内容

观察步骤及方法:首先明确内分泌系统的作用及组成（内分泌腺和内分泌组织）,在完整标本上观察内分泌腺（甲状腺、甲状旁腺、肾上腺、垂体和松果体）和内分泌组织（胸腺、胰腺、睾丸、卵巢）的位置、形态及毗邻关系,理解其临床意义。内分泌系统的实习应以所分泌激素的作用为主线,结合组织学特点进行观察学习。

（一）内分泌腺

1. 垂体

在湿颅底标本上,观察垂体窝上方的鞍隔及鞍隔上的小孔,小孔内有漏斗通过。去除鞍隔观察垂体的位置及形态,将垂体取出,观察垂体的大小(似黄豆)及分部(腺垂体和神经垂体)。理解垂体分泌和释放的激素及其功能和临床意义。垂体肿大时可压迫周围的哪些器官? 产生何种相应症状?

2. 甲状腺

在颈部标本上,甲状腺贴附于喉和气管上部的两侧及前方,常呈"H"形,由2个侧叶和峡部组成,查看侧叶和峡部的位置,理解气管切开时对峡部的影响。左、右侧叶上达甲状软骨的中部,下抵第 6 气管软骨环水平。两侧叶之间的峡部位于第 2～4 气管软骨环的前方,有时自峡部向上伸出一个锥状叶,较长者可达舌骨。甲状腺峡有时缺如,使左、右侧叶分离。用镊子在甲状腺表面分离其被膜,外层较致密的是甲状腺鞘,其中部分纤维将侧叶及峡部固定于喉和气管上称甲状腺悬韧带,理解为什么甲状腺肿大时会随吞咽上下移动。甲状腺囊极薄,可伸入腺体实质,囊与鞘之间为囊鞘间隙(外科间隙),内有血管及其分支,理解甲状腺的功能及临床意义。缺碘或肿瘤导致甲状腺肿大时可压迫周围的哪些器官? 产生何种相应症状?

3. 甲状旁腺

在颈部标本上翻起甲状腺,其背面有 2 对黄豆大小的腺体即甲状旁腺。上对甲状旁腺较恒定,可在甲状腺侧叶后面中、上 1/3 交界处寻找;下对不恒定,要注意甲状旁腺的数目及位置变化较大,有时可埋入甲状腺实质内,寻找辨认困难。理解甲状旁腺的功能及临床意义。临床上做甲状腺次全切除时,一定要保留甲状腺侧叶的后部,目的是避免甲状旁腺被切除。

4. 肾上腺

在完整标本上,于壁腹膜后方寻找肾筋膜,肾筋膜内包裹有肾和肾上腺而形成筋膜鞘。在筋膜鞘内于肾的上方寻找肾上腺,左侧呈半月形,右侧呈三角形,外覆被膜,由皮质和髓质构成。肾上腺前面有不太明显的门,是血管、神经、淋巴管等出入的门户。理解肾上腺分泌激素的作用及临床意义。

5. 松果体

在幼儿脑正中矢状切标本上,于第三脑室后方和背侧丘脑上方可见松果体,松果体是绿豆大小的椭圆形小体,借其柄连于第三脑室顶的后部;成人松果体已钙化,丧失其功能。理解松果体分泌激素的作用及钙化松果体在诊断颅内占位性病变中的意义。

6. 胸腺

在幼儿整体标本上,胸腺位于胸骨柄后方和上纵隔的大血管前方,常为长条形不对称性的两叶,有时可向上突至颈根部,成人后通常被结缔组织替代。新生儿及幼儿时期胸腺的体积较大,随年龄增长继续发育至青春期,性成熟后最大,而后逐渐萎缩退化,成年后腺组织被结缔组织、脂肪等替代。胸腺也属淋巴器官并有内分泌功能,理解其分泌激素的作用及临床意义。

(二)内分泌组织

理解胰腺、睾丸、卵巢内的内分泌组织所分泌的激素。

四、复习思考题

1. 内分泌腺具有哪些结构特点?

2. 内分泌系包括哪些器官和组织?

3. 甲状腺在形态和位置上有何特点,临床检查时如何加以辨认?

4. 与维持血钙平衡有关的是哪个内分泌腺,它的形态、位置如何?

5. 肾上腺和垂体各位于何处,如何分部,各部有何功能?

五、重点掌握

内分泌腺的组成;垂体的位置、形态、大小及分部;甲状腺的形态、位置、毗邻;甲状旁腺、肾上腺和松果体的位置及形态。

(浙江中医药大学　周　青)

第八章

循环系统

第一节　心血管系统

实习项目一　心

一、目的要求

1. 掌握心的位置、外形和各腔结构。
2. 掌握心的传导系，熟悉心的血管分布和体表投影。
3. 掌握心包的形态结构。
4. 了解心壁的结构。

二、教具准备

（一）标本

1. 打开胸廓前壁的标本。
2. 离体心（包括完整的和显露各腔的心标本）。
3. 心脏动、静脉标本。
4. 心脏模型（显示心腔、心的血管、心传导系）。

（二）挂图

循环系统总论、心相关内容挂图。

视频 5

三、实习内容

（一）心的位置、外形

观察胸腹部前壁打开的标本和纵隔模型，心位于中纵隔内，居两肺之间，膈肌之上，外面包有心包。前方对向胸骨体和第 2～6 肋软骨，后方平对第5～8胸椎。翻开心包的前份，可见心似倒置的圆锥体，心尖钝圆，朝向左前下方，心底较宽与大血管相连，朝向右后上方，心的长轴约与正中矢状面成 45°角。

心约 2/3 在正中线的左侧，1/3 在正中线的右侧。右缘圆钝而近垂直。左缘钝而斜。下缘较锐，位置水平。前面在胸骨体和肋软骨的后方，称胸肋面。后下面贴附在膈上，称膈面。

将离体心放在解剖位置上，配合心模型观察，其形态可描述为：一尖一底，两面三缘四条沟。观察各形态结构的位置和组成。在心的胸肋面右份，可见一沟，顺右下方追索至下缘，旋转心脏，可见此沟在心底与膈面交界处，然后向左上行，绕左缘的上端，向上向前到前面，除了肺动脉基部之外，几乎绕心一周，此沟叫冠状沟。在胸肋面近左缘处由冠状沟发出伸向心尖右侧的沟，称前室间沟。在膈面近右缘处可见自冠状沟发出伸向心尖的沟称后室间沟。此两纵沟在心尖右侧处汇合，两沟可以作为左、右心室在心表面的分界。

心被心间隔分为右心房、右心室、左心房和左心室四部分，观察各部分所在位置和结构。

右心房构成心的右缘及心底右侧一小部分。右心房上方连上腔静脉，下方连下腔静脉。右心房向左前方的突出结构为右心耳。

在右心房的左下占胸肋面大部分区域的是右心室，几乎构成下缘的全部；向左后上延伸的一大血管叫肺动脉干。

前、后室间沟左侧，冠状沟以下的区域为左心室，它占膈面大部分和胸肋面小部分，构成心尖和几乎左缘的全部。

在心的右后上方观察，心底的大部分由左心房构成。左心房近似四边形，左、右两侧各有两条肺静脉通入。在肺动脉干的左侧，左心房向前突出的结构为左心耳。

（二）心腔

把已切开的离体心放在解剖位置上。

1. 右心房

右心房壁薄，打开其前壁，观察其内部，壁内形如梳齿的肌肉小嵴，为梳状肌。后壁表面光滑。右心房前下方有右房室口，此口通入右心室。右心房腔的后上方为上腔静脉口，后下方为下腔静脉口，下腔静脉口的前缘有下腔静脉瓣。在右房室口与下腔静脉入口之间有一小的开口为冠状窦口，其后缘有一半月形冠状窦瓣。右心房的内侧壁中下部有一卵圆窝，为胚胎时期卵圆孔闭合后的遗迹。其前部心内膜深面为房室结。

2. 右心室

将右心室前壁向下揭开，可见室腔呈锥形。其有两个出入口，即右房室口和肺动脉口。观察右房室口，可见此口周缘有三个近似三角形、质软而薄的瓣膜，即三尖瓣，分别为隔瓣、前（尖）瓣、后（尖）瓣。各瓣的尖端借几条细索状腱索连于心室壁上的锥形乳头肌。漏斗部或动脉圆锥向左上延续，其出口为肺动脉口。自肺动脉断面及右心室观察，可见肺动脉口周围有三个半月形的瓣膜，即肺动脉瓣。

3. 左心房

在心底处找到左心房，打开其后壁，其内表面大部分光滑，只有左心耳部分有梳状肌。左心房的前下方有左房室口，此口与左心室相通。左心房的两侧各有两个肺静脉口。

4. 左心室

翻开左心室壁可见室腔较长，呈圆锥形，尖向心尖，底有两口，左房室口位于左后方，位置较低；主动脉口位于右前方，较左房室口稍高。找到左房室口，可见其周围附着二尖瓣，分别称为前（尖）瓣、后（尖）瓣。左心室以前瓣为界，分为流入道和流出道。

左心室流入道的室壁比右心室的室壁厚，其内表面也有肉柱和乳头肌，乳头肌借腱索与二尖瓣的尖端相连。考虑：对比左右心室的结构，有何异同？

流出道内壁光滑，左心室出口为主动脉口，其周围附着三个半月形的主动脉瓣。从升主动脉腔内观察，可见每个半月瓣与其相对的动脉壁之间有一小空隙，称主动脉窦。

（三）心的构造

1. 心纤维性支架

心纤维性支架又称心纤维骨骼，为心肌和瓣膜附着处的纤维性结构，包括左、右纤维三角，四个瓣膜纤维环。其中右纤维三角又称中心纤维体，有房室束穿过。

2. 房间隔

房间隔为左、右心房之隔，房间隔是倾斜的，右心房在隔的右前方，左心房在隔的左后方。自右心房观察房间隔，可见在下腔静脉入口的左上方有一椭圆形的浅凹，名卵圆窝。

3. 室间隔

室间隔为左、右心室之隔。室间隔大部分由厚的肌肉构成，称为室间隔肌部，在隔的上份；主动脉口前方的部分则较薄，称为室间隔膜部。

（四）心传导系

心传导系位于心壁内，由特殊分化的心肌细胞组成，包括窦房结、结间束、房室交界区、房室束、左束支、右束支和浦肯野(Purkinje)纤维网。心传导系具有自律性和传导性，主要功能是产生和传导冲动，控制心的节律性活动。在心传导系模型上观察各部分的位置。

◇ **窦房结**：位于上腔静脉根部与右心房交界处的界沟上端心外膜深面，是心的正常起搏点。

◇ **房室结**：位于右心房冠状窦口的前上方，埋在右心房的心内膜的深面。

◇ **房室束**：又称 His 束，由房室结发出，走向室间隔，在室间隔肌部上方分为左、右束支。左束支穿过室间隔，循室间隔左侧面的心内膜深面下行至心尖，分支分布于左心室壁的心肌；右束支循室间隔右侧面的心内膜深面下行，经节制索至前乳头肌根部，再分支分布于右心室壁的心肌。

（五）心的血管

营养心的动脉为左、右冠状动脉，心壁的静脉血绝大部分经冠状窦回流入右心房。在心标本和模型上，观察冠状动脉的起始、行程、分支和分布。观察心静脉的汇聚方向，冠状窦的位置、形态和注入部位。

1. 冠状动脉

◇ **左冠状动脉**：发自主动脉左窦，经肺动脉干与左心耳之间向左前行，出左心耳下方分为前室间支和旋支。前室间支循前室间沟前下行绕心尖切迹，至后室间沟与右冠状动脉后室间支吻合；旋支循冠状沟绕心的左缘向后行至心的膈面。

◇ **右冠状动脉**：在离体心配合模型中观察。先在心的胸肋面、冠状沟的右侧份内，可见一条动脉，即右冠状动脉。向左上追索其至升主动脉根部，再从升主动脉管腔内观察，可见右冠状动脉自主动脉右窦发出后，经右心耳与肺动脉干之间达冠状沟内向右下行至心的右缘，绕右缘转向膈面，于房室交点处分为两支：① 后室间支循后室间沟前下行，走向心尖；② 左室后支向左行，分支至左室膈面。

2. 静脉

心的静脉多与动脉伴行，经冠状窦汇入右心房。

◇ **冠状窦**：在心的膈面观察，可见冠状沟内有一条粗短的静脉，即冠状窦。它汇集心大、心中、心小静脉的血液，开口于右心房。翻开右心房的壁，在下腔静脉入口与右房室口之间，找到冠状窦的入口。

◇ **心大静脉**：起于心尖，伴左冠状动脉的前室间支循前室间沟上行，斜向左上进入冠状沟，伴左冠状动脉的旋支转向心的膈面，延续为冠状窦。

◇ **心中静脉**：在心的膈面观察，可见此静脉起于心尖，伴右冠状动脉的后室间支循后室间沟上行，汇入冠状窦近右端处。

◇ **心小静脉**:起于心的右缘,沿冠状沟后行汇入冠状窦的右端。

◇ **心前静脉**:为右心室前面三四条小静脉,跨过冠状沟,直接开口于右心房。

◇ **心最小静脉**:为心壁内的小静脉,直接开口于心房或心室腔。

（六）心包

在未切开心包的标本上观察,可见心的周围有一个膜性囊包裹,此膜性囊状结构即心包,可分为纤维心包和浆膜心包。它的最外层由致密的纤维结缔组织构成,叫纤维心包,其向上与大血管的外膜相延续。翻开已切开的心包,可见纤维心包的内表面和心的外表面很光滑,此即浆膜心包,分壁、脏两层。其中,衬在纤维心包内表面者,称浆膜心包壁层;于心外表面者,称浆膜心包脏层,即心外膜。浆膜心包的壁层和脏层之间的腔隙称为心包腔。心包腔在升主动脉、肺动脉干的后方与上腔静脉、左心房前壁之间的间隙,称为心包横窦。心包腔在左心房后壁、左右肺静脉、下腔静脉与心包后壁之间的腔隙,称为心包斜窦。

四、复习思考题

1. 单项选择题

（1）左心室的出口是 （　　）

A.左房室口　　　　　B.肺动脉口　　　　　C.主动脉口

D.上腔静脉口　　　　E.下腔静脉口

（2）右房室口的瓣膜是 （　　）

A.二尖瓣　　　　　　B.三尖瓣　　　　　　C.肺动脉瓣

D.主动脉瓣　　　　　E.以上都不是

（3）心的正常起搏点是 （　　）

A.窦房结　　　　　　B.房室结　　　　　　C.房室束

D.浦肯野纤维　　　　E.心尖

（4）卵圆窝位于 （　　）

A.右心房　　B.右心室　　C.左心房　　D.左心室　　E.冠状窦

（5）供应心的动脉是 （　　）

A.头臂干　　　　　　B.左颈总动脉　　　　C.左锁骨下动脉

D.右锁骨下动脉　　　E.冠状动脉

2. 名词解释

心的传导系;冠状窦;窦房结;心包腔。

3. 问答题

（1）简述右冠状动脉的起始、走行、分支及分布。

（2）简述左冠状动脉的起始、走行、分支及分布。

（3）心脏各腔各有什么出口，各出口的周缘附有什么瓣膜？

（4）简述心的外形。

五、重点掌握

心的位置、外形；心两面、三缘的构成；各心腔的出口和入口；各出入口周围的结构；防止血液逆流的结构；卵圆窝；动脉圆锥；心包；心包横窦，心包斜窦；心传导系的组成及位置；冠状动脉的起始、行程与分布；冠状窦。

（浙江中医药大学　宋精梅）

实习项目二　肺循环的血管

一、目的要求

1. 掌握肺动脉、肺静脉的行程。

2. 掌握动脉韧带的概念。

二、教具准备

1. 打开前壁的胸部标本。

2. 离体心、肺标本（显示肺动脉、肺静脉）。

3. 心脏模型（显示肺动脉、肺静脉）。

三、实习内容

（一）肺动脉

肺动脉干，短而粗，起自右心室肺动脉口，经主动脉升部前方向左后上方斜行，到达主动脉弓下方分为左、右肺动脉，经左、右肺门分别进入左、右肺。肺动脉与主动脉弓间有动脉韧带，为胎儿时期动脉导管闭锁后的遗迹。

（二）肺静脉

在离体肺，肺静脉位于肺门前部，左、右各两条，出肺门后注入左心房后壁。

四、复习思考题

肺动脉干，短而粗，起自_____，经主动脉升部前方向左后上方斜行，到达主动脉弓下方分为_____和_____。

五、重点掌握

肺动脉、肺静脉的行程;动脉韧带。

实习项目三　体循环的动脉

一、目的要求

1. 掌握主动脉的起止、行程、分部及各部的分支。

2. 掌握颈总动脉、锁骨下动脉、腋动脉、肱动脉、尺动脉、桡动脉的分支、分布;熟悉它们的行程。

3. 掌握颈动脉窦和颈动脉小球的位置与功能。

4. 掌握掌浅弓、掌深弓的组成和分支,了解其意义。

5. 掌握腹腔干、肠系膜上动脉、肠系膜下动脉的分支、分布。

6. 掌握髂内动脉的分支,子宫动脉的行程与交叉。熟悉髂总动脉、髂内动脉、髂外动脉的起止。

7. 掌握股动脉、腘动脉、胫前动脉、胫后动脉的分支,熟悉它们的行程。

二、教具准备

(一) 标本

1. 打开胸、腹部前壁的标本(示主动脉及分支)。

2. 头颈部标本(示头颈部动脉)。

3. 上肢动脉标本。

4. 下肢动脉标本。

5. 男、女盆部正中矢状切标本(示髂总、髂内动脉分支)。

6. 手、足动脉标本。

7. 上肢、下肢动脉的灌注标本。

(二) 挂图

全身动脉相关内容挂图。

三、实习内容

在打开胸、腹部前壁的标本上观察,主动脉自左心室发出,先斜向右上,再弯向左后,沿脊柱左前方下行,穿膈主动脉裂孔入腹腔,至第 4 腰椎下缘分为左、右髂总动脉。其依行程分为升主动脉、主动脉弓和降主动脉。降主动脉又以膈的主动脉裂孔为界,分为胸主动脉和腹主动脉。

（一）升主动脉

升主动脉起自左心室主动脉口,向右前上行至右侧第 2 胸肋关节后方延续为主动脉弓。其起始部发出的两条分支即左、右冠状动脉。

（二）主动脉弓

在打开胸、腹部前壁的标本和头颈部标本上观察。主动脉弓是主动脉升部的延续,弓形弯向右后方,在第 4 胸椎体下缘延续为降主动脉(胸部)。由主动脉弓的凸侧发出营养头、颈和上肢的血管,自右向左为头臂干、左颈总动脉和左锁骨下动脉。头臂干长约 4～5 cm,经气管前面,向右后上方斜行,在右胸锁关节后方分为右锁骨下动脉和右颈总动脉。

1. 颈总动脉

右颈总动脉发自头臂干,左颈总动脉直接发自主动脉弓。两动脉均上行至甲状软骨上缘水平分为颈内动脉和颈外动脉。颈总动脉末端和颈内动脉起始部膨大称颈动脉窦,窦壁外膜中含有压力感受器。

◇ **颈外动脉**:自颈总动脉发出后,先行于颈内动脉的前内侧,逐渐斜行到外侧经下颌骨支深面上行至下颌骨颈的后方,分为两终支,其中一支经耳郭前方向上达颞部,称颞浅动脉,另一支向前行深入颞下窝,称上颌动脉。颈外动脉的主要分支有:① 甲状腺上动脉,由颈外动脉起始部的前面发出,向前下行至甲状腺上部,分布于甲状腺;② 舌动脉,在甲状腺上动脉起始处稍上方平舌骨大角水平处,发自颈外动脉的前面,经舌骨舌肌深面前行,分布于舌;③ 面动脉,在平下颌角水平发自颈外动脉,向前经下颌下腺深面,在咬肌前缘处绕下颌骨下缘至面部,经口角、鼻翼外侧达眼内眦部,分支分布于下颌下腺、面部和腭扁桃体;④ 颞浅动脉,在外耳门前方上行,越颧弓根至颞部皮下,分布于腮腺、额、颞、顶部软组织;⑤ 上颌动脉,经下颌颈的深面前行入颞下窝,在翼内、外肌之间行至翼腭窝。其最重要的分支称为脑膜中动脉,在下颌颈深面由上颌动脉发出,上行经棘孔入颅,在颅内分为前、后两支,前支行经翼点深面。

◇ **颈内动脉**:自颈总动脉发出后,先在颈外动脉外侧,然后上行逐渐居颈外动脉的内侧,行至颅底经颈动脉管入颅。其在颈部无分支。

2. 锁骨下动脉

锁骨下动脉左右起始不同,右锁骨下动脉起自头臂干,左锁骨下动脉直接起自主动脉弓。观察上肢动脉标本,注意上肢动脉主干的分界标志及其分支发出部位。它的主要分支有椎动脉、胸廓内动脉和甲状颈干。

◇ **椎动脉**：为锁骨下动脉最内侧一个分支，沿前斜角肌内缘垂直上行，穿上位 6 个颈椎横突孔，经枕骨大孔入颅，营养脑和脊髓。

◇ **胸廓内动脉**：在椎动脉起点相对面起于锁骨下动脉下面，下行经胸廓上口入胸腔，沿胸前壁内侧第 1～6 肋软骨后方下行。

◇ **甲状颈干**：在前斜角肌内缘以一短干起自锁骨下动脉上面，此干又立即分出数支，其中重要的是甲状腺下动脉，其向内上行至甲状腺下极的后方，分支进入甲状腺。

3. 上肢的动脉

◇ **腋动脉**：在第 1 肋外侧缘续于锁骨下动脉，行于腋窝中，至大圆肌下缘移行为肱动脉。其主要分支有：① 胸肩峰动脉；② 肩胛下动脉，其又分为胸背动脉和旋肩胛动脉（穿三边孔）；③ 胸外侧动脉；④ 旋肱后动脉（穿四边孔）。观察各分支的起始点、行经及分布。

◇ **肱动脉**：在大圆肌下缘续腋动脉，沿肱二头肌内侧沟下降至肘关节前方，在平桡骨颈水平分为桡动脉和尺动脉。其主要分支有肱深动脉，它发出后绕桡神经沟至肱骨远端的桡侧，分布于肱三头肌和肱骨。

◇ **桡动脉**：发出后向外下行，先在肱桡肌深面，后经肱桡肌腱和桡侧腕屈肌腱之间，至桡骨下端；然后斜过拇长展肌和拇短伸肌腱深面转至手背，穿第一掌骨间隙入手掌，其终末支与尺动脉掌深支吻合形成掌深弓。其主要分支为掌浅支和拇主要动脉。

◇ **尺动脉**：发出后经前臂浅、深层肌之间向下内方斜行，至尺侧腕屈肌深面的桡侧，至豌豆骨桡侧达手掌，其末端与桡动脉掌浅支吻合形成掌浅弓。

◇ **掌浅弓**：在手动脉标本或模型上观察。在掌腱膜深面可见由尺动脉终支与桡动脉的掌浅支吻合成的掌浅弓（注意桡动脉之掌浅支很小，有时在鱼际肌内）。由掌浅弓发出 3 支指掌侧总动脉和 1 支小指尺掌侧动脉。

◇ **掌深弓**：在手动脉标本或模型上观察。在骨间肌之浅面由桡动脉之终支与尺动脉之掌深支吻合而成掌深弓。自掌深弓发出 3 支掌心动脉与指掌侧总动脉吻合后分布于手指。

（三）胸主动脉

胸主动脉在第 4 胸椎下缘续主动脉弓，初沿脊柱左前方下行渐转至脊柱前方，在第 12 胸椎体下缘穿膈肌的主动脉裂孔，续为腹主动脉。其主要分支有：

1. 壁支

壁支包括肋间后动脉（9 对）、肋下动脉（1 对）。

2. 脏支

脏支细小，发出分支至支气管、食管、心包等脏器。

（四）腹主动脉

在腹腔深层标本上观察，可见腹主动脉在膈主动脉裂孔续于胸主动脉，沿脊柱前方下降至第 4 腰椎体下缘分为左、右髂总动脉。其分支可分为壁支和脏支。其主要的脏支如下。

1. 成对的

◇ **肾动脉**：在第 2 腰椎水平发自腹主动脉两侧，横行向外，分别经肾门入肾。

◇ **睾丸动脉**：（在男性尸体标本上观察）细而长，在肾动脉发出处稍下方发自腹主动脉的前壁，向下外行经腹股沟管参与构成精索，进入阴囊，分布于睾丸和附睾。（在女性尸体标本上观察，可见卵巢动脉，亦起自腹主动脉的前壁，行至小骨盆上缘进入卵巢悬韧带内，分布于卵巢、输卵管、子宫等）

◇ **肾上腺中动脉**：行至肾上腺。

2. 单支的

◇ **腹腔干**：在膈肌主动脉裂孔稍下方起自腹主动脉，本干粗而短，分为三支。① 胃左动脉，向左上行至胃贲门处，再沿胃小弯右下行，分布于食管腹腔段、贲门和胃小弯。② 肝总动脉，向右前行至十二指肠上部的上方，分为肝固有动脉和胃十二指肠动脉。肝固有动脉分左、右支入肝。肝总动脉分支分布于肝、胆囊、胃、大网膜、十二指肠、胰头等。③ 脾动脉，轻轻地把胃向上翻起可见脾动脉起自腹腔干，沿胰的上缘左行经脾肾韧带达脾门，分数支入脾。其分支为胰支、胃网膜左动脉、胃短动脉、胃后动脉，分支分布于胰、胃、大网膜等。

◇ **肠系膜上动脉**：约在第 1 腰椎水平发自腹主动脉，从胰头后面向下经十二指肠水平部前方进入小肠系膜根。其分支为胰十二指肠下动脉、空肠动脉、回肠动脉、回结肠动脉（由其分出阑尾动脉）、右结肠动脉和中结肠动脉。其分支分布于小肠、盲肠、阑尾、升结肠、横结肠。

◇ **肠系膜下动脉**：先将小肠翻向右上方，可见肠系膜下动脉约在第 3 腰椎水平发自腹主动脉，行向左下方至左髂窝并降入小骨盆。其分支为左结肠动脉、乙状结肠动脉和直肠上动脉。其分支分布于横结肠、降结肠、乙状结肠、直肠上中部等。

（五）髂总动脉

髂总动脉为主动脉腹部的分支，起自第 4 腰椎左前方，向下外侧行至骶髂关节处分为髂外动脉和髂内动脉。

1. 髂内动脉

髂内动脉为一短干，下行进入盆腔，发出分支营养盆壁及盆内脏器。其分支可分为壁支和脏支。壁支有臀上动脉（穿梨状肌上孔）、臀下动脉（穿梨状肌下孔）、闭孔动脉（穿闭孔）。脏支有脐动脉（分出膀胱上动脉）、膀胱下动脉、直肠下动脉，在女性有子宫动脉。子宫动脉自髂内动脉发出后向下内行，在子宫颈外侧跨过输尿管前方分布于子宫、阴道及输卵管，且与卵巢动脉吻合（在女性瓶装标本上观察）。

2. 髂外动脉

髂外动脉在骶髂关节的前方自髂总动脉分出后行向外下，经腹股沟韧带深面进入股前部改名为股动脉。其主要分支有腹壁下动脉，后者从髂外动脉在腹股沟韧带上方处发出，行向上内进入腹直肌鞘，分布于腹直肌。

（六）下肢的动脉

1. 股动脉

股动脉在腹股沟韧带中点深面续于髂外动脉，通过股三角，穿收肌腱裂孔至腘窝，移行为腘动脉。股动脉较大的分支有股深动脉。后者在腹股沟韧带下方 2～5 cm 处发自股动脉，其分支有旋股内侧动脉、旋股外侧动脉和 3～4 支穿动脉，分支分布于股前、后群肌。

2. 腘动脉

腘动脉在收肌腱裂孔处续自股动脉，下行至腘肌下缘，分为胫前、后动脉。

3. 胫后动脉

胫后动脉在腘窝下角处分出，沿小腿后面浅、深屈肌之间下行，经内踝后方转入足底，分为足底内、外侧动脉，分支分布于小腿后群肌和足底。

4. 胫前动脉

胫前动脉在腘窝下角处分出，向前穿小腿骨间膜，在小腿前群肌之间下行至踝关节前方，移行为足背动脉，其分支分布于小腿前群肌。

5. 足背动脉

足背动脉为胫前动脉之延续，在踝关节前方循足背向前下行穿第一跖骨间隙，与足底外侧动脉吻合形成足底弓。

四、复习思考题

1. 单项选择题

（1）从升主动脉发出的是 （　　）

A. 左、右冠状动脉　　　　B. 头臂干　　　　　　　　C. 左锁骨下动脉

D. 髂总动脉　　　　　　　E. 腹腔干

（2）不是颈外动脉发出的分支是 （　　）

A. 椎动脉　　　　　　　　B. 甲状腺上动脉　　　　　C. 舌动脉

D. 面动脉　　　　　　E. 上颌动脉

(3) 不成对的动脉是　　　　　　　　　　　　　　　（　　）

A. 肠系膜上动脉　　　B. 肾上腺中动脉　　　　C. 肾动脉

D. 卵巢动脉　　　　　E. 睾丸动脉

(4) 不是下肢动脉的是　　　　　　　　　　　　　（　　）

A. 股动脉　　　　　　B. 胫前动脉　　　　　　C. 胫后动脉

D. 足背动脉　　　　　E. 臀下动脉

(5) 胃网膜左动脉发自　　　　　　　　　　　　　（　　）

A. 肝固有动脉　　　　B. 脾动脉　　　　　　　C. 肠系膜上动脉

D. 肠系膜下动脉　　　E. 髂总动脉

2. 名词解释

掌深弓;掌浅弓。

3. 问答题

(1) 试述主动脉的起始、行程和分段。

(2) 试述颈外动脉的起始和主要分支。

(3) 简述锁骨下动脉、腋动脉、肱动脉的分界和各段的主要分支。

(4) 腹主动脉的直接分支有哪些?

(5) 髂内动脉有哪些主要分支?

五、重点掌握

主动脉的起止、行程、分布及各部的分支;颈动脉窦和颈动脉小球的位置与功能;颈外动脉的主要分支、分布;锁骨下动脉、腋动脉、肱动脉、桡动脉、尺动脉的起止、分支和分布;腹腔干、肠系膜上动脉、肠系膜下动脉的分支、分布;髂外动脉、股动脉、胫前动脉、胫后动脉、足背动脉的起止及各动脉的分布概况。

实习项目四　体循环的静脉

一、目的要求

1. 熟悉静脉系的组成及静脉的结构特点。了解影响静脉血回流的因素。

2. 掌握上、下腔静脉系的组成,其主要属支及收纳范围。

3. 掌握颈内静脉的起止、主要属支(面静脉、下颌后静脉)。

4. 掌握头静脉、贵要静脉的起止。熟悉奇静脉的起止、收纳范围。

5. 掌握大隐静脉的起始、行径、属支及注入部位。

6. 掌握门静脉的组成、属支和收集血液范围。

7. 熟悉门静脉与上、下腔静脉的交通途径。

8. 了解半奇静脉、副半奇静脉的起止和收纳范围。

二、教具准备

（一）标本

1. 胸、腹部前壁打开的标本（示上、下腔静脉及门静脉主要属支）。

2. 头颈部标本（示头颈部静脉）。

3. 上下肢浅静脉标本。

（二）挂图

静脉相关内容挂图。

三、实习内容

静脉可分深、浅两组。浅静脉在浅筋膜内行走，无动脉伴行。深静脉多有动脉伴行，少数与动脉行程不一致，且不与动脉同名。因此，观察静脉时主要观察较大的浅静脉以及深静脉中不与动脉同名的静脉。与动脉同名的静脉在标本中大都已切除，可参照其伴行动脉的行程分布得到体会。注意：静脉的变异很多。

体循环的静脉包括上腔静脉系、下腔静脉系和心静脉系（已在心一节中叙述）。

（一）上腔静脉系

上腔静脉系由上腔静脉及其属支组成，收纳头颈部、上肢、胸部（心除外）回流的静脉血液。头、颈、胸部静脉可在胸腹部标本和头颈标本上观察，上肢静脉可在整体标本或上肢游离标本上观察。

1. 上腔静脉

上腔静脉是一条粗短的静脉干，由左、右头臂静脉在右侧第 1 肋软骨与胸骨结合处的后方汇合而成，垂直下降，在平对第 3 胸肋关节的下缘注入右心房。在上腔静脉入心之前，其右后方有奇静脉注入。

2. 头臂静脉

头臂静脉左、右各一，分别由同侧的颈内静脉和锁骨下静脉在胸锁关节后方汇合而成，汇合处所成的夹角称为静脉角。

右头臂静脉几乎竖直下降，左头臂静脉起始后斜向右下，与右头臂静脉汇合。

3．颈内静脉

颈内静脉在颈静脉孔处续于乙状窦（为颅内的硬膜窦，收集颅内静脉血，待以后观察），初伴行颈内动脉，继沿颈总动脉外侧下行。

颈内静脉的颅外属支主要有面静脉、下颌后静脉、舌静脉和甲状腺静脉等。观察面静脉，起自内眦静脉并与面动脉伴行，在下颌角下方与下颌后静脉的前支汇合注入颈内静脉。面静脉通过眼上、下静脉及面深静脉等与颅内静脉交通，因面静脉缺乏静脉瓣，面部感染可致颅内感染。

4．锁骨下静脉

锁骨下静脉为腋静脉的延续，起自第 1 肋外缘，至胸锁关节后方与颈内静脉汇合成头臂静脉。两静脉汇合处形成向外敞开的静脉角。锁骨下静脉除收纳上肢经腋静脉而来的血液外，还接受颈外静脉的血液。

◇ 颈外静脉：为颈部最粗大的浅静脉，在下颌角处由下颌后静脉的后支、耳后静脉和枕静脉汇合而成，沿胸锁乳突肌浅面斜行向下，注入锁骨下静脉或静脉角。

5．上肢静脉

◇ 上肢的浅静脉：手指的静脉起于围绕甲根及指腹的皮下丛，在各指背面形成两条互相吻合的指背静脉，至掌背又形成手背静脉网，向心回流途中，继续汇成下列主要静脉：① 头静脉，起于手背静脉网桡侧，在腕关节上方转至前臂前面，沿前臂桡侧皮下上行，过肘窝处通过肘正中静脉与贵要静脉吻合。头静脉主干则沿肱二头肌外侧沟上行，经三角肌胸大肌肌间沟至锁骨下窝，穿过深筋膜，注入锁骨下静脉或腋静脉。② 贵要静脉，起于手背静脉网尺侧，逐渐转至前臂前面的尺侧，经过肘窝时接受肘正中静脉，再沿肱二头肌内侧沟上行，至臂中点稍下方穿深筋膜注入肱静脉，或伴肱静脉上行至腋窝注入腋静脉。③ 肘正中静脉，一般为粗短的静脉干，于肘窝处连结头静脉与贵要静脉。

◇ 上肢的深静脉：从手掌至臂部的动脉均有两条伴行静脉，两条静脉在臂中部汇合成一条肱静脉。腋静脉在第 1 肋外缘移行为锁骨下静脉。

6．奇静脉

奇静脉于膈的右脚处起自右腰升静脉，沿脊柱的右侧、食管的后方及胸主动脉的右侧上升，约平第 4～5 胸椎高度，向前绕右肺根上方注入上腔静脉，沿途收纳右胸壁的血液，还通过半奇静脉、副半奇静脉收纳左胸壁的血液及食管、支气管的血液。

（二）下腔静脉系

下腔静脉系由下腔静脉及其属支组成，收纳下肢、盆部、腹部等处的血液。

在打开的胸腹部标本和下肢浅静脉标本上观察。

1. 下腔静脉

下腔静脉于第4~5腰椎间的右前方由左、右髂总静脉合成,沿腹主动脉的右侧上行,经肝的腔静脉沟,穿膈肌的腔静脉孔进入心包,注入右心房。

下腔静脉的属支有:①壁支:膈下静脉、腰静脉;②脏支:肾静脉、睾丸静脉或卵巢静脉、肝静脉和肾上腺静脉。

◇ **肾静脉**:在肾动脉的前面与其伴行,垂直注入下腔静脉。

◇ **睾丸静脉(女性为卵巢静脉)**:起自睾丸和附睾的小静脉,在精索内形成蔓状静脉丛(此丛常由8~10条静脉组成),穿腹股沟管后左侧汇入肾静脉,右侧汇入下腔静脉。卵巢静脉起自卵巢静脉丛,在卵巢悬韧带内上行,注入形式同睾丸静脉。

◇ **肝静脉**:在肝脏分离标本上观察。肝静脉包括肝左静脉、肝中间静脉和肝右静脉3条主干,斜行入下腔静脉,收集由肝固有动脉和门静脉输入肝的血液。

◇ **肾上腺静脉**:左侧汇入肾静脉,右侧汇入下腔静脉。

2. 髂总静脉

髂总静脉由髂内和髂外静脉合成。髂内静脉和髂外静脉均与同名动脉伴行,其属支也是与同名动脉伴行。髂外静脉是股静脉的直接延续。

3. 下肢的静脉

◇ **下肢浅静脉**:在下肢浅静脉标本上观察。① 大隐静脉:在足的内侧缘起于足背静脉弓,经内踝前方、小腿内侧、膝关节内后方、股部内侧上行,经隐静脉裂孔汇入股静脉。其在入股静脉之前收集5条属支,即股内侧浅静脉、股外侧浅静脉、腹壁浅静脉、旋髂浅静脉和阴部外静脉。② 小隐静脉:在足的外侧缘起自足背静脉弓,经外踝后方,小腿后面上行到腘窝,穿腘深筋膜汇入腘静脉。

◇ **下肢深静脉**:都与同名动脉伴行。观察股静脉的终末段,它位于股前内侧、腹股沟韧带的下方、股动脉的内侧,可见大隐静脉汇入股静脉,股静脉在腹股沟韧带深面移行为髂外静脉。

4. 肝门静脉系

肝门静脉系由肝门静脉及其属支组成。肝门静脉无静脉瓣,起始端和末端与毛细血管相连。肝门静脉收纳脾、胰、胆囊及自食管下段到直肠上部消化管的静脉血。肝门静脉由肠系膜上静脉和脾静脉在胰头、胰体交界处的后方汇合而成,向右上经十二指肠上部后方,进入肝十二指肠韧带,居肝固有动脉与胆总管的后方,经肝门入肝。

在腹腔静脉标本上观察肝门静脉的属支,注意其行径、伴行动脉有无变异情况。肝门静脉属支有肠系膜上静脉、脾静脉、肠系膜下静脉、胃左静脉、胃右静脉、附脐静脉和胆囊静脉。

在肝门静脉模型上观察肝门静脉的合成、属支,肝门静脉交通部位和途径。交通部位有食管静脉丛、直肠静脉丛、脐周静脉网和椎内、外静脉丛。

四、复习思考题

1. 单项选择题

(1) 淋巴导管注入 （　　）

A. 面静脉　　　　　　　　B. 静脉角　　　　　　　　C. 贵要静脉

D. 头静脉　　　　　　　　E. 大隐静脉

(2) 左、右髂总静脉在_____汇合成下腔静脉 （　　）

A. 第 1 腰椎　　　　　　　B. 第 2 腰椎　　　　　　　C. 第 4 腰椎

D. 第 5 腰椎　　　　　　　E. 第 2 骶椎

(3) 肝门静脉由肠系膜上静脉和_____在胰头的后方汇合而成 （　　）

A. 肠系膜下静脉　　　　　B. 脾静脉　　　　　　　　C. 胃左静脉

D. 胃右静脉　　　　　　　E. 附脐静脉

(4) 属于下肢浅静脉的是 （　　）

A. 头静脉　　　　　　　　B. 股静脉　　　　　　　　C. 大隐静脉

D. 贵要静脉　　　　　　　E. 以上都不是

(5) 直接汇入上腔静脉的是 （　　）

A. 头臂静脉　　　　　　　B. 胸廓内静脉　　　　　　C. 髂总静脉

D. 椎静脉　　　　　　　　E. 颈外静脉

2. 名词解释

静脉角;下腔静脉系;肝门静脉。

3. 问答题

(1) 试述头静脉、贵要静脉的起始、行程及注入部位。

(2) 试述大隐静脉、小隐静脉的起始、行程及注入部位。

(3) 简述肝门静脉的主要属支。

(4) 试述下肢感染后,经手背静脉输液时,抗生素到达下肢的循环途径。

五、重点掌握

颈内静脉的起止、主要属支(面静脉、下颌后静脉);头静脉、贵要静脉的起止及行程;大隐静脉的属支、起始、行程及注入部位;门静脉的组成、分支和属支；门静脉系与上、下腔静脉系间的交通部位、交通途径；奇静脉行程、收集血液范围及注入点。

第二节　淋巴系统

实习项目

一、目的要求

1. 掌握淋巴系统的组成、局部（哨位）淋巴结的概念。

2. 掌握胸导管和右淋巴导管的行程和收集淋巴的范围。

3. 熟悉颈外侧深淋巴结、颈外侧浅淋巴结、肺门淋巴结、腋淋巴结、腹腔淋巴结、腹股沟浅淋巴结、腹股沟深淋巴结的位置及其收纳范围。

4. 掌握脾的位置、形态和功能。

二、教具准备

（一）标本

1. 幼儿胸腹后壁标本（示胸导管）。

2. 打开腹腔标本和脾分离标本。

3. 颈外侧深淋巴结、颈外侧浅淋巴结、腋淋巴结、肺门淋巴结、腹腔淋巴结、腹股沟浅淋巴结、腹股沟深淋巴结标本。

（二）挂图

淋巴结相关内容挂图。

三、实习内容

在显示淋巴结及淋巴管的标本或模型上观察。淋巴系统由淋巴管道、淋巴器官和淋巴组织构成。淋巴管道分为毛细淋巴管、淋巴管、淋巴干和淋巴导管四级。淋巴器官包括淋巴结、脾、胸腺等。解剖学上可以观察到的结构仅为淋巴导管和淋巴器官，经特殊处理，可以观察到淋巴管、淋巴干。淋巴管内的淋巴液向心汇集流动，淋巴管也逐渐变粗，最后经胸导管和右淋巴导管两个主干分别注入左、右静脉角。淋巴回流过程中，至少经过一级淋巴结。淋巴管与淋巴结连接，进入淋巴结的管叫输入管，出淋巴结的叫输出管。

（一）胸导管

胸导管是全身最大的淋巴管。在打开胸腹切除右肺的标本上，轻轻拉起食管胸段，即可在胸主动脉和奇静脉之间见到胸导管，再向下向上追踪观察其位置及行程。胸导管的下端膨大称为乳糜池。乳糜池通常位于第12胸椎下缘前方，胸导管自第12胸椎下缘上行，经膈主动脉裂孔入胸腔，在食管后方主动脉与奇静脉之间上行至胸骨角水平经食管后方转到其左侧，再沿脊柱左前方上升，出胸廓上口到颈根部，约平第7颈椎，经过左颈总动脉后方，转向前内下，注入左静脉角。

在淋巴系统模型上结合图谱观察：乳糜池由左、右腰干和肠干汇合而成。在胸导管的末端还接受左颈干、左锁骨下干和左支气管纵隔干。因此，胸导管收纳左侧半的头、颈、胸、左侧上肢及膈肌以下身体各部的淋巴液。

（二）右淋巴导管

右淋巴导管为一短干，长仅1 cm，它收纳右颈干、右锁骨下干及右支气管纵隔干的淋巴，最后经右静脉角回流入血。它收集身体右上1/4的淋巴液。

（三）全身各部主要淋巴结群

1. 颈外侧浅淋巴结

颈外侧浅淋巴结沿颈外静脉排列，其输出管入颈外侧深淋巴结。

2. 颈外侧深淋巴结

颈外侧深淋巴结主要沿颈内静脉排列，以肩胛舌骨肌为界分为颈外侧上深淋巴结和颈外侧下深淋巴结两群。其输出管组成颈干。

3. 腋淋巴结

腋淋巴结位于腋腔内腋静脉主干及其属支附近，按其位置可分为5群，即胸肌淋巴结、外侧淋巴结、肩胛下淋巴结、中央淋巴结和尖淋巴结，其输出管组成锁骨下干。

4. 支气管肺淋巴结

支气管肺淋巴结又称肺门淋巴结，位于肺门处，肺血管和支气管之间，接受肺淋巴结的输出管，其输出管入气管支气管上、下淋巴结。后者的输出管入气管旁淋巴结，气管旁淋巴结的输出管与纵隔前淋巴结的输出管合成左、右支气管纵隔干。

5. 腹股沟淋巴结

腹股沟淋巴结分深、浅两群。腹股沟浅淋巴结位于腹股沟韧带下方和大隐静脉末端周围。腹股沟深淋巴结位于股静脉近端周围和股管内。腹股沟淋巴结的输出管入髂外淋巴结。

　　6. 髂淋巴结

　　髂外淋巴结位于髂外血管周围,髂内淋巴结位于髂内血管周围,髂总淋巴结位于髂总血管周围。

　　7. 腰淋巴结

　　腰淋巴结位于腹主动脉和下腔静脉两侧,其输出管合成左、右腰干,注入乳糜池。

　　(四)脾

　　脾位于左季肋区,在第 9～11 肋之间,分为膈、脏两面,前、后两端,上、下两缘。上缘常有 2～3 个脾切迹,为脾的特征。其膈面凸隆向上与膈相贴;脏面对向前内方与胃、左肾、胰尾、结肠左曲相毗邻,脏面中部有血管和神经出入的纵行陷凹叫脾门。

四、复习思考题

　　1. 单项选择题

　　(1) 不成对的淋巴干是　　　　　　　　　　　　　　　　　　　(　　)

　　A. 颈干　　　　　　　B. 锁骨下干　　　　　　C. 支气管纵隔干

　　D. 肠干　　　　　　　E. 腰干

　　(2) 右淋巴导管注入　　　　　　　　　　　　　　　　　　　　(　　)

　　A. 右静脉角　　　　　B. 乳糜池　　　　　　　C. 左静脉角

　　D. 头静脉　　　　　　E. 股静脉

　　(3) 人体内最大的淋巴器官是　　　　　　　　　　　　　　　　(　　)

　　A. 脾　　　　　　　　B. 淋巴结　　　　　　　C. 腭扁桃体

　　D. 胸腺　　　　　　　E. 咽扁桃体

　　(4) 管壁内有丰富瓣膜的是　　　　　　　　　　　　　　　　　(　　)

　　A. 毛细淋巴管　　　　B. 淋巴管　　　　　　　C. 淋巴干

　　D. 右淋巴导管　　　　E. 胸导管

　　(5) 穿过膈肌主动脉裂孔的结构是　　　　　　　　　　　　　　(　　)

　　A. 迷走神经　　　　　B. 下腔静脉　　　　　　C. 胸导管

　　D. 上腔静脉　　　　　E. 食管

　　2. 名词解释

　　乳糜池。

　　3. 问答题

　　简述胸导管的行程、引流的淋巴干和范围。

五、重点掌握

胸导管的起始、行程、注入部位及收集范围；颈外侧深淋巴结、腋淋巴结、腹股沟浅淋巴结收纳淋巴的范围；鼻咽癌、胃癌、乳腺癌常转移到的淋巴结；脾的形态及位置。

（浙江中医药大学 葛钢锋）

第九章

神 经 系 统

实习项目一　脊髓

一、目的要求

1. 掌握脊髓的位置、外形。
2. 掌握脊髓灰质的形态结构(前角、侧角和后角),白质内的重要传导束(薄束、楔束、脊髓丘脑束、皮质脊髓束)。
3. 熟悉脊髓节段与椎骨的关系。
4. 了解脊髓的功能。

二、教具准备

1. 带有神经根的离体脊髓和去椎管后壁的标本。
2. 脊髓的颈、胸、腰和骶髓节段横切标本和椎管横断标本。

三、实习内容

(一)脊髓的位置和外形

在标本上观察,脊髓位于椎管内,呈长圆柱形,横径大于前后径,上端与延髓相续(已切断),下端变细呈圆锥形,称脊髓圆锥。从圆锥的尖端有一条向下延伸的白色细丝,称为终丝。脊髓有两个膨大部分,上方的一个称颈膨大,下方的一个在脊髓圆锥以上,称为腰骶膨大。

脊髓表面有前正中裂和后正中沟,两侧分别有成对的前外侧沟和后外侧沟。在前、后外侧沟内有成对的根丝出入,按位置分为前根丝和后根丝。每一对脊神经的前、后根丝在椎间孔处合成脊神经。在合并成脊神经之前,后根上有一个膨大的部分是脊神经节,内含假单极神经元。

用去椎板的脊柱标本观察,可见成人脊髓下端只达第 1 腰椎水平(小儿可达第 3 腰椎水平),由此可知脊髓与椎管不等长,脊髓短于椎管。因此,脊神经根丝在颈部几乎是水平穿椎间孔;在颈部以下,脊神经根丝则逐渐向下斜行,部位越低的神经根丝倾斜越大。与腰骶部相连的根丝,在椎管内先垂直下降一段后再穿出相应的椎间孔,此处的根丝围绕着终丝,形如马尾,故称为马尾。

有 31 对脊神经与脊髓相连,故脊髓也相应分为 31 个节段,每一对脊神经的根丝所相连的一段脊髓就称为一个脊髓节段。

（二）脊髓的内部结构

用脊髓横断面标本观察,可见中间颜色较浅的部分是灰质,周围颜色较深的部分是白质(在新鲜标本上灰质颜色灰暗,白质鲜亮发白)。

1. 灰质

灰质位于脊髓中部,呈"H"形。"H"形的中央部分称灰质连合,其中心有一小孔,是脊髓中央管的横断面。灰质的外侧部分,向前端突出的为前角,向后突出的为后角。前、后角之间的移行部称为中间带,中间带向内侧与灰质连合续连。在胸 1 至腰 3 脊髓节段,中间带向外侧突出形成侧角。从脊髓整体看,前角、后角、侧角,它们上下连续,故又称前柱、后柱、侧柱。

2. 白质

白质位于灰质外周,被脊髓的沟裂分成三部分(单侧),在前正中裂与前外侧沟之间的部分为前索,位于前、后外侧沟之间的部分为外侧索,位于后正中沟与后外侧沟之间的部分为后索。在灰质连合的前方与前正中裂之间的白质为白质前连合。

在脊髓后索,内侧部称薄束,外侧部称楔束(裸眼看分界不清)。其他上行传导束界线不清,具体位置参看教科书。

四、复习思考题

1. 单项选择题

(1) 脊髓下端在成人一般平 （ 　 ）

A. 第 1 腰椎　　　　　　B. 第 3 腰椎　　　　　　　C. 第 5 腰椎

D. 第 1 骶椎　　　　　　E. 尾椎

(2) 传导随意运动的是 （ 　 ）

A. 薄束　　　　　　　　B. 楔束　　　　　　　　　C. 皮质脊髓束

D. 脊髓丘脑束　　　　　E. 网状脊髓束

（3）侧角位于　　　　　　　　　　　　　　　　　　　　　　　（　　）

A. C1～C7　　B. T1～L3　　C. L1～L5　　D. S2～S4　　E. C1～L1

（4）以下关于脊髓节段的叙述，错误的是　　　　　　　　　　（　　）

A. 7个颈段　　B. 12个胸段　　C. 5个腰段　　D. 5个骶段　　E. 1个尾段

（5）副交感神经元位于　　　　　　　　　　　　　　　　　　（　　）

A. C2～C4　　B. T2～T4　　C. T1～L3　　D. S2～S4　　E. T3～L1

2. 问答题

（1）简述脊髓的外形和位置。

（2）临床上作腰椎穿刺（腰麻）在何处进针？为什么？

五、重点掌握

脊髓外形（两膨大、脊髓圆锥、终丝、马尾）；脊髓节段与椎骨的关系；脊髓下端位置；脊髓内部结构（前、后角功能，侧角位置及功能）。

实习项目二　脊神经

一、目的要求

1. 掌握脊神经的数目、组成及纤维成分；颈丛、臂丛、腰丛、骶丛的组成、位置和分支。

2. 掌握膈神经、尺神经、正中神经、桡神经、腋神经、肌皮神经、股神经、坐骨神经、腓总神经、腓浅神经、腓深神经和胫神经的走行、位置和主要分布。熟悉胸背神经、肋间神经、阴部神经和隐神经的走行、位置和主要分布。

3. 了解颈丛皮支，脊神经后支，闭孔神经，髂腹下神经，髂腹股沟神经，臀上、下神经的分布。

二、教具准备

1. 完整腹侧部和背侧部标本（示颈丛、臂丛、腰丛、骶丛；示膈神经、肋间神经、脊神经后支）。

2. 头颈、胸、上肢、下肢带有神经丛的游离标本。

三、实习内容

在头颈上肢和下肢分离标本或完整标本上进行观察。脊神经共31对，分为颈神经8对、胸神经12对、腰神经5对、骶神经5对和尾神经1对。脊神经出椎间孔后分为前、后两支。后支较小,走向后方,分布于枕、项、背、腰和臀部的深层肌(臀部肌除外)和皮肤。前支粗大,除大部分胸神经前支外,其余各支分别交织成丛,计有颈丛、臂丛、腰丛、骶丛。

（一）颈丛

翻开胸锁乳突肌,可见颈神经第 1~4 前支组成的颈丛及其分支。

1. 皮支

皮支有枕小神经、耳大神经、颈横神经和锁骨上神经。它们经胸锁乳突肌后缘中点浅出,向枕部、耳后、颈前、肩部方向浅行,并分布于这些部位的皮肤。

2. 肌支

膈神经是颈丛中最长也最重要的一支。其在胸锁乳突肌深面,沿前斜角肌表面下行,经颈根进入胸腔,沿心包两侧,肺根前方下行至膈,支配膈的运动,分布至胸膜、心包等处。右侧的感觉纤维还分布到肝和胆囊等处。

（二）臂丛

臂丛由第 5~8 颈神经前支及第 1 胸神经前支大部分组成,穿行于斜角肌间隙,经锁骨后方进入腋窝,在腋窝内围绕腋动脉形成内侧束、外侧束及后束。由各束发出数条长的神经,主要分布到肩、臂、前臂及手的肌和皮肤。

1. 尺神经

尺神经发自内侧束,伴肱动脉下行,经肘关节后方紧贴尺神经沟下行至前臂前面,伴尺动脉走行,达腕部经掌腱膜的深面入手掌。尺神经在前臂发肌支支配前臂前群一块半肌(尺侧腕屈肌和指深屈肌尺侧半),在手掌发出分支支配小鱼际肌、拇收肌、第 3、4 蚓状肌和骨间肌。皮支在手掌分布为:尺侧 1/3 区及尺侧一个半指的皮肤,手背面尺侧 1/2 及尺侧两个半指的皮肤(第 3、4 指毗邻侧只分布于近节)。

2. 正中神经

正中神经由外侧束和内侧束各发出一个根汇合而成,可在腋动脉前方寻找。向远端追踪,可见该神经伴肱动脉下行至肘窝,并穿过旋前圆肌向下经指浅、深屈肌之间,经腕管达手掌。该神经在臂部无分支,在前臂发出肌支支配除肱桡肌及尺神经支配的肌外所有的前臂前群肌。在掌部正中神经的肌支支配鱼际肌群(拇收肌除外)和第 1、2 蚓状肌。皮支分布于手掌桡侧 2/3 区及桡侧三个半指的掌面及手背中远节的皮肤。

3. 肌皮神经

肌皮神经发自外侧束,其分支支配上臂前群肌及前臂外侧皮肤(前臂外侧皮神经)。

4. 桡神经

桡神经发自后束,在肱骨后面,贴桡神经沟走向外下达肱骨外上髁前方,分深、浅两支。桡神经在上臂发分支支配肱三头肌,其深支支配前臂所有后肌群肌和肱桡肌。浅支伴桡动脉下行,在前臂外侧下 1/3 处浅出,分布于手背桡侧 1/2 区和桡侧两个半指背面近节皮肤。

5. 腋神经

腋神经发自后束,在腋窝后壁处,腋神经向后穿四边孔,绕肱骨外科颈,其主要分支支配三角肌。

6. 胸背神经

胸背神经发自后束,伴同名血管下行,支配背阔肌。

臂丛在锁骨上部还分出:①胸长神经,支配前锯肌;②肩胛背神经,支配菱形肌和肩胛提肌;③肩胛上神经,支配冈上、下肌。在锁骨下部还分出胸内、外侧神经,支配胸大肌、胸小肌。臂内侧皮神经和臂外侧皮神经分布至相应皮肤。

(三)胸神经前支

在胸后壁或离体肋间神经标本上观察。胸神经前支有 12 对,第 1～11 对位于相应的肋间隙内,称为肋间神经,第 12 对胸神经前支位于第 12 肋下方,称肋下神经。上 6 对肋间神经支配相应的肋间肌,分布于胸壁皮肤及壁胸膜;下 5 对肋间神经及肋下神经除支配相应的肋间肌及分布到胸壁皮肤、壁胸膜外,还向前下斜行进入腹壁,在腹内斜肌与腹横肌之间穿行,支配腹前外侧壁的肌并分布到腹壁皮肤和壁腹膜。

(四)腰丛

在暴露腹后壁的标本上观察。在腰大肌深面,腰椎横突前方可见腰丛。它由第 12 胸神经前支的一部分、第 1～3 腰神经前支和第 4 腰神经部分前支组成。主要分支有股神经、髂腹下神经、髂腹股沟神经、生殖股神经、股外侧皮神经和闭孔神经。

股神经是腰丛的最大分支,它在腰大肌和髂肌之间下降,经腹股沟韧带深面进入股三角(注意观察股神经、股动脉和股静脉的排列关系),其分支支配大腿前群肌和分布到大腿皮肤。股神经皮支最长的分支称为隐神经,它与大隐静脉伴行,向下分布于小腿内侧面及足内侧缘皮肤。髂腹下神经、髂腹股沟神经都从腰大肌外侧缘穿出,髂腹下神经于浅环上方浅出,髂腹股沟神经自浅环穿出,两者均分布于腹股沟区的肌和皮肤。生殖股神经从腰大肌前面穿出,分布到外生殖器皮肤,支配提睾肌。股外侧皮神经从腰大肌外缘穿出,行于髂肌表面,经腹股沟韧带深面至大腿外侧皮肤。闭孔神经与闭孔血管穿闭孔至大腿内侧,分支支配大腿内收肌群和分布到大腿内侧皮肤。

（五）骶丛

在骨盆矢状切面标本和完整的标本上观察。骶丛由第 4 腰神经部分前支、第 5 腰神经前支、全部骶神经前支和尾神经前支组成,位于小骨盆腔内紧贴梨状肌的前面。由骶丛发出的神经有以下 5 个。

1. 坐骨神经

坐骨神经从梨状肌下孔出骨盆,至臀大肌深面,在坐骨结节和大转子之间下行至大腿后面,沿途分支到大腿后肌群。其主干在腘窝上角分为胫神经和腓总神经。

（1）胫神经:在腘窝内伴腘血管下行,在小腿后群肌的浅、深层肌之间伴胫后动脉下行,经内踝后方至足底分为足底内侧神经和足底外侧神经。胫神经分支支配小腿后群肌、足底肌和分布到小腿后面及足底的皮肤。

（2）腓总神经:沿腘窝外侧向外下行,绕腓骨颈,达小腿前面分为腓深神经和腓浅神经。腓深神经伴胫前动脉下降,支配小腿前群肌及足背肌等。腓浅神经行于腓骨长、短肌之间并支配这两肌,其主干下行至小腿下部穿深筋膜浅出,分布于小腿外侧、足背及趾背的皮肤。

2. 阴部神经

阴部神经从梨状肌下孔出骨盆,再穿坐骨小孔至坐骨直肠窝,沿窝的外侧壁向前,其分支到阴茎（阴蒂）、阴囊、会阴及肛门外括约肌和肛门附近皮肤。

3. 臀上神经

臀上神经从梨状肌上孔穿出,支配臀中、小肌。

4. 臀下神经

臀下神经从梨状肌下孔穿出,支配臀大肌。

5. 股后皮神经

股后皮神经从梨状肌下孔穿出,分布到大腿后面皮肤。

四、复习思考题

1. 单项选择题

（1）不是颈丛皮支的是　　　　　　　　　　　　　　　　　（　　）

A. 膈神经　　　　　　B. 枕小神经　　　　　　C. 耳大神经

D. 颈横神经　　　　　E. 锁骨上神经

（2）支配肱二头肌的是　　　　　　　　　　　　　　　　　（　　）

A. 肌皮神经　　　　　B. 正中神经　　　　　　C. 尺神经

D. 桡神经　　　　　　　　E. 腋神经

(3) 腰丛中最大的神经是　　　　　　　　　　　　　　　　　（　　）

A. 髂腹下神经　　　　　B. 髂腹股沟神经　　　　　　C. 股外侧皮神经

D. 股神经　　　　　　　　E. 闭孔神经

(4) 全身最粗大最长的神经是　　　　　　　　　　　　　　（　　）

A. 膈神经　　B. 正中神经　　C. 尺神经　　　D. 股神经　　　E. 坐骨神经

(5) 支配三角肌的是　　　　　　　　　　　　　　　　　　（　　）

A. 枕小神经　　B. 耳大神经　　C. 尺神经　　　D. 桡神经　　　E. 腋神经

2. 问答题

(1) 叙述颈丛的组成、位置、分支及分布。

(2) 叙述臂丛的组成、位置、分支及分布。

(3) 叙述腰丛的组成、位置、分支及分布。

(4) 叙述骶丛的组成、位置、分支及分布。

五、重点掌握

颈丛、臂丛、腰丛、骶丛的组成、位置、分布；胸神经的节段分布；肱骨中段、内上髁、腓骨颈骨折时可能损伤的神经及出现的症状；手皮肤的神经分布。

（浙江中医药大学　毕晓晨）

实习项目三　脑

一、目的要求

1. 掌握脑干的位置、分部及主要外部形态结构。

2. 掌握主要脑神经核的名称、位置和性质；薄束核、楔束核的位置和性质；脑干内的主要纤维束，包括锥体束、内侧丘系、三叉丘系、脊丘系（脊髓丘脑束）。

3. 熟悉红核、黑质的位置；了解脑干网状结构的概念和脑干的功能。

4. 掌握小脑的位置、外形、中央核组成。熟悉小脑三对脚的联系。了解小脑的构造和功能。

5. 掌握间脑的位置和分部；背侧丘脑的位置、主要核团及功能；下丘脑位置、形态、结构及主要核团。熟悉后丘脑的位置和功能。了解下丘脑的功能。

6. 掌握大脑半球的外部形态结构、分叶，主要沟、回、裂；基底核概念和构成；内囊的位置、分部及各部通过的主要纤维束。重要皮质中枢（躯体运动中枢、躯体感觉中枢、视觉中枢、听觉中枢）的位置。

7. 熟悉大脑语言中枢的位置和损伤后的临床表现。

9. 熟悉大脑髓质的概念。

8. 了解大脑皮质的结构和分区；边缘系统的概念。

二、教具准备

1. 脑干、小脑和小脑横切面标本（示中央核）、脑正中矢状切标本、大脑水平切（示内囊）标本、大脑分离标本。

2. 有机玻璃脑干模型、脑干放大模型、塑料脑模型、脑室模型。

三、实习内容

脑位于颅腔内，分为端脑、间脑、小脑、中脑、脑桥和延髓 6 个部分。通常将延髓、脑桥和中脑合称脑干。取完整脑标本观察，上方有两个半球形隆起即大脑半球，端脑就是由两个半球组成的。两半球的后下方为小脑，小脑的前方，端脑下部，呈柄状的部分为脑干，脑干与端脑之间为间脑。

（一）脑干

1. 脑干的外形

在脑干标本或模型上观察，脑干由下往上依次由延髓、脑桥和中脑 3 部分组成。脑干的腹侧面，在延髓的上部膨大，借一横沟与脑桥分隔，下部较细，在枕骨大孔与脊髓相连续。在延髓正中线上有前正中裂。裂的两侧有前外侧沟。在裂与沟之间有纵行的隆起，称锥体，其内有皮质脊髓束经过。在锥体下端，左、右两侧的纤维大部分在前正中裂深部相互交叉称为锥体交叉。在锥体外侧有舌下神经的根丝，其后方有橄榄，在橄榄后方自上而下有舌咽神经、迷走神经和副神经的根丝附着。在延髓背侧面，其上部因中央管敞开而形成第四脑室底的下部；在延髓下部有膨大的隆起，分别为薄束结节和楔束结节，其深面有薄束核和楔束核。楔束结节外上方的隆起为小脑下脚。

脑桥腹侧面呈明显的膨隆为基底部，基底部向后外缩窄，伸入小脑，形成小脑中脚。基底部与小脑中脚交界处上方可见三叉神经的根丝附着。基底部在正中线上有条纵行浅沟，称基底沟，有基底动脉经过。基底部与延髓之间的横沟内由内向外依次有展神经、面神经、前庭蜗神经的根丝附着。脑桥背侧面形成第四脑室底的上部。第四脑室底呈菱形，故称菱形窝。菱形窝的外上界为小脑上脚。中脑腹侧面上界为视束，下界为脑桥上缘，主要有两条纵行的柱状结构，称为大脑脚，内有锥体束等经过，两脚间的深窝称脚间窝。由脚间窝发出一对动眼神经。中脑的背侧面有两对圆形隆起，总称四叠体。上方一对隆起称上丘,下方的一对称下丘。在下丘的下方,有很细的滑车神经穿出,它绕大脑脚由背侧走向腹侧。

2. 脑干的内部结构

主要在有机玻璃脑干模型上观察脑干的脑神经核。

脑神经核有以下七类。

(1) 一般躯体运动核:① 中脑:动眼神经核、滑车神经核;② 脑桥:展神经核;③ 延髓:舌下神经核。

(2) 特殊内脏运动核:① 脑桥:三叉神经运动核、面神经核;② 延髓:疑核、副神经核。

(3) 一般内脏运动核:① 中脑:动眼神经副核;② 脑桥:上泌涎核;③ 延髓:下泌涎核、迷走神经背核。

(4) 一般内脏感觉核:位于延髓的孤束核下部。

(5) 特殊内脏感觉核:位于延髓的孤束核上部。

(6) 一般躯体感觉核:① 中脑:三叉神经中脑核(本体感觉);② 脑桥:三叉神经脑桥核(触、压觉);③ 延髓:三叉神经脊束核(痛、温觉)。

(7) 特殊躯体感觉核:前庭神经核、蜗神经核。

(二) 小脑

在脑模型和脑正中矢状切面标本上观察。小脑位于颅后窝中,由两侧隆起的小脑半球和中间缩窄的小脑蚓组成。小脑半球下面紧靠小脑蚓的椭圆形隆起部分,称小脑扁桃体,其位置恰在枕骨大孔上方。在小脑横切面标本上观察,其表面为灰质,称小脑皮质,内部色浅为白质,称小脑髓质。白质内埋有灰质块,称中央核(小脑核),由内向外依次为顶核、球状核、栓状核和最大的齿状核。

(三) 间脑

在脑模型、脑正中矢状切面标本和脑干标本上观察。间脑位于端脑和中脑之间,绝大部分被大脑半球覆盖,间脑中间有一矢状裂隙称为第三脑室。间脑可分为背侧丘脑(丘脑)、上丘脑、下丘脑、后丘脑和底丘脑 5 部分。

1. 背侧丘脑

背侧丘脑是间脑的最大部分,从脑干标本和模型上观察,可见它位于中脑上方,为卵圆形的灰质块,其外侧紧靠内囊,内侧面为第三脑室侧壁的一部分,前下方邻接下丘脑。两者之间有一从前上斜向后下的浅沟,称下丘脑沟,为背侧丘脑的分界线。

2. 后丘脑

后丘脑位于背侧丘脑后下方,包括内侧膝状体和外侧膝状体。外侧膝状体是视觉的皮质下中枢,位于背侧丘脑后外下方,接受视束纤维;内侧膝状体是听觉的皮质下中枢,接受听觉纤维。

3. 下丘脑

下丘脑位于背侧丘脑的前下部,从脑底面观察,可见前部视交叉及向后外方延伸的视束。视交叉后方有一细蒂,为漏斗。漏斗向下连于垂体。

（四）端脑

1. 大脑半球的外形

在完整脑标本和模型上观察,可见左右两个大脑半球。两个半球间有大脑纵裂,裂底中连结两个半球的结构称胼胝体。半球表面为大脑皮质,大脑皮质上有许多沟,沟与沟之间的凸起部称大脑回。每个半球可分为背外侧面、内侧面和下面。

（1）大脑半球背外侧面:有一由前下方走向后上方的深沟,称为外侧沟;在背侧面中点稍后方有一条由后上走向前下的沟,称为中央沟;半球内侧面后部由前下方走向后上方的沟称为顶枕沟,根据上述各沟可将大脑半球区分为5个叶。

◇　额叶:是指外侧沟以上、中央沟以前的部分。中央沟与中央前沟之间的脑回称中央前回。在中央前沟有向前延伸的额上沟和额下沟,它们把额叶又分成额上回、额中回和额下回。

◇　顶叶:是指外侧沟以上、中央沟以后与顶枕沟以前的部分。中央沟与中央后沟之间的脑回称中央后回。围绕外侧沟的脑回称缘上回。围绕颞上沟末端的脑回称角回。

◇　颞叶:外侧沟以下为颞叶,在颞叶上有颞上沟和颞下沟,它们把颞叶分为颞上回、颞中回和颞下回。在颞上回中隐藏在外侧沟内有2～3个横走的短回,称为颞横回。

◇　岛叶:在外侧沟的深处,覆盖在间脑上,上面有数个脑回。

◇　枕叶:顶枕沟以后的部分为枕叶。

（2）大脑半球内侧面:在沿大脑纵裂切的矢状切面上观察。它上方有一与胼胝体平行的沟称扣带沟。扣带沟与胼胝体沟之间的脑回称扣带回。在胼胝体沟后下方有一伸向枕极的沟称距状沟。位于颞叶最内侧的回称海马旁回。海马旁回向前弯成钩状,称钩。胼胝体和背侧丘脑的前端之间有一孔,称为室间孔,是侧脑室与第三脑室相通的孔道。

扣带回、海马旁回及钩呈半环形,位于大脑与间脑的边缘,故称边缘叶。

（3）大脑半球下面:由前部的额叶、中部的颞叶和后部的枕叶构成。在额叶下面半球间裂两旁有一对细小的索状结构称为嗅束,前端膨大称嗅球。

2. 大脑半球的内部结构

(1) 大脑皮质和髓质:在大脑半球上部的水平切面上观察,可见其周边部分颜色较深为大脑皮质,中央部分颜色较浅为大脑髓质,此处髓质主要由胼胝体纤维所构成。在大脑半球较低水平切面上观察,可见胼胝体纤维大部分横行,在前后端则呈钳状走向两侧额极及枕极。胼胝体为联合左右大脑半球的主要纤维束。

(2) 基底核与内囊:在大脑半球中部的水平切面上观察,可见髓质中包埋有灰质团块。它们接近大脑底部,故名基底核。借助大脑分离标本和有机玻璃脑干模型观察,可见位于背侧丘脑前上外后方的尾状核和在背侧丘脑外侧的豆状核。尾状核与豆状核合称纹状体。

在尾状核头、背侧丘脑与豆状核之间有">＜"形的白质区,称为内囊。内囊由前向后分为内囊前肢、内囊膝和内囊后肢,依次有额桥束、皮质脑干(核)束、皮质脊髓束、视辐射和听辐射等传导束通过。

(3) 侧脑室:在大脑半球中部水平切面上观察,可见前部有一呈倒"八"字的裂隙,后部有一呈"人"字的裂隙,即为侧脑室。前者伸入额叶为前角,后者伸入枕叶为后角。借助脑室模型(或侧脑室铸型标本),观察侧脑室全貌,它分为中央部(在顶叶)、前角(在额叶)、后角(在枕叶)和下角(在颞叶)4 部。

四、复习思考题

1. 单项选择题

(1) 听觉中枢位于　　　　　　　　　　　　　　　　　　　(　　)

A. 颞横回　　　　　　　　　　　　　B. 角回

C. 中央前回和中央旁小叶前部　　　　D. 额中回后部

E. 额下回后部

(2) 经过内囊膝的投射纤维束为　　　　　　　　　　　　(　　)

A. 额桥束　　　　　　B. 皮质核束　　　　　　C. 皮质脊髓束

D. 视辐射　　　　　　E. 听辐射

(3) 与中脑相连的脑神经是　　　　　　　　　　　　　　(　　)

A. 动眼神经　　　　　B. 展神经　　　　　　　C. 面神经

D. 位听神经　　　　　E. 迷走神经

(4) 为内脏感觉核的是　　　　　　　　　　　　　　　　(　　)

A. 疑核　　　　　　　B. 面神经核　　　　　　C. 孤束核

D. 迷走神经背核　　　E. 舌下神经核

（5）属于后丘脑的是　　　　　　　　　　　　　　　　　　（　　）

A. 内侧膝状体　　　　　B. 视交叉　　　　　　　　C. 灰结节

D. 乳头体　　　　　　　E. 上丘

2. 名词解释

基底核；纹状体；内囊。

3. 问答题

（1）脑干由哪几部组成？各部有何重要结构？各部有何脑神经根附着？

（2）脑分哪几部？各部位于何处？各部有何重要结构？

（3）何谓基底核、内囊、边缘叶、纹状体和背侧丘脑？

（4）大脑背外侧面、内侧面及下面各有何重要的沟、回及叶？

五、重点掌握

脑干外形的重要结构；脑干的脑神经核（性质、位置）和主要非脑神经核；小脑分叶；小脑中央核；间脑分布；背侧丘脑主要核团和作用；内、外侧膝状体的作用；下丘脑视上核、室旁核；大脑皮质功能定位；基底核；新纹状体；旧纹状体；内囊。

实习项目四　脑神经

一、目的要求

1. 掌握脑神经的数目、名称、纤维成分；三叉神经、面神经、迷走神经、舌下神经的主要分布及其一般功能。

2. 熟悉脑神经出入颅的部位；动眼神经、滑车神经、展神经、舌咽神经和副神经的主要分布和一般功能。

3. 了解嗅神经、前庭蜗神经的主要分布及一般功能。角膜反射的途径。

二、教具准备

1. 去顶盖颅骨标本，取脑后留有硬脑膜的头矢状切面标本；去眶上壁的眶内结构标本（含睫状神经节）。

2. 三叉神经、面神经、迷走神经（头颈胸部）、舌咽神经、副神经及舌下神经标本。

3. 脑干模型、三叉神经模型、头面部神经模型、颞骨和耳模型。

三、实习内容

1. 嗅神经

取保留鼻中隔的头部矢状切面标本进行观察,可见鼻中隔的上部和上鼻甲突起部的黏膜内有 15～20 条嗅丝,向上穿筛孔,终于嗅球。

2. 视神经

在去眶上壁的标本上观察,可见眼球后极偏内侧有粗大的视神经出眼球,经视神经管入颅腔。

3. 动眼神经

用同上的标本并配合附有脑神经根的标本观察,可见大脑脚脚间窝发出的动眼神经,经过海绵窦穿眶上裂入眶达眼的上直肌、下直肌、内直肌、下斜肌和上睑提肌,还有一个神经节(睫状神经节)相连。

4. 滑车神经

用同上的标本观察,可见从中脑背侧下丘下方发出的滑车神经,绕大脑脚至腹侧,向前经海绵窦穿眶上裂入眶,支配上斜肌。

5. 三叉神经

取三叉神经标本和模型观察,可见三叉神经连于脑桥,往前行于颞骨岩部,在硬脑膜下方有膨大的三叉神经节,从节上发出 3 大支神经。

(1)眼神经:经眶上裂入眶内,分支分布于眼球、结膜、角膜、泪腺、鼻腔黏膜以及鼻背。眼神经的一个终支,为眶上神经,它沿眶上壁下面前行经眶上切迹至额部,分布于上睑和额顶部皮肤。

(2)上颌神经:穿圆孔出颅后经眶下裂入眶内延续为眶下神经,分布于睑裂、口裂之间的皮肤,还分支至鼻旁窦和鼻腔的黏膜以及上颌牙齿和牙龈等处。

(3)下颌神经:经卵圆孔出颅后立即分为许多分支,其运动纤维支支配咀嚼肌。感觉纤维分布于下颌牙齿、牙龈和舌前 2/3 的黏膜,以及耳前和口裂以下的皮肤。下颌神经的主要分支有下牙槽神经、舌神经。

6. 展神经

可在去眶上壁的标本上观察,可见展神经在脑桥和延髓间的沟中出脑,经眶上裂入眶内,支配外直肌。

7. 面神经

面神经在脑桥与延髓间沟中出脑,主要纤维发自脑桥的面神经核,入内耳门(在颞骨模型上观察),经颞骨面神经管,最后出茎乳孔,穿腮腺,分五支呈放射状分布于面部表情肌(在面神经和头面部神经模型上观察)。此外,面神经还有内脏感觉(味觉)纤维,分布到舌前2/3;还有内脏运动(副交感)纤维支配腺体分泌。

8. 前庭蜗神经

在耳模型上观察,可见前庭蜗神经与面神经同行入内耳门,分布到内耳(前庭和耳蜗)。它传导听觉和平衡觉。

9. 舌咽神经

舌咽神经由延髓发出后经颈静脉孔出颅达咽及舌后1/3(一般内脏感觉和味觉),发出颈动脉窦支,达颈动脉窦及颈动脉小球。

10. 迷走神经

在头颈胸部标本上观察。此神经干在延髓腹侧面离脑,经颈静脉孔出颅,在颈部沿颈总动脉与颈内静脉之间的后方下行,经胸廓上口入胸腔,在肺根的后面沿食管下降,穿膈的食管裂孔入腹腔达胃的前、后面、胃小弯和肝等。下降过程中发出许多分支,主要观察喉返神经。左侧喉返神经勾绕主动脉弓,右侧喉返神经勾绕右锁骨下动脉,折返向上,行于食管和气管之间的沟内,靠近喉时改称喉下神经,分布于喉肌、声门裂以下喉黏膜。

11. 副神经

将胸锁乳突肌向上翻,其深面相连该肌的神经即副神经。此神经在延髓腹侧面离脑,经颈静脉孔出颅,支配胸锁乳突肌和斜方肌。

12. 舌下神经

在颈部深层标本上观察。首先找到颈外动脉下部,于该动脉前面跨过,连于舌的神经即舌下神经。该神经由延髓锥体外侧出脑,经舌下神经管出颅,支配舌肌。

四、复习思考题

1. 单项选择题

(1) 分布到腮腺、管理腮腺分泌的神经是 　　　　　　　　　　(　)

A. 迷走神经　　B. 舌咽神经　　C. 面神经　　　D. 副神经　　E. 迷走神经

(2) 支配外直肌的是 　　　　　　　　　　　　　　　　　　(　)

A. 动眼神经　　B. 展神经　　C. 面神经　　　D. 滑车神经　　E. 三叉神经

(3) 分布于舌前2/3味蕾的是 　　　　　　　　　　　　　　(　)

A. 舌下神经　　B. 嗅神经　　C. 面神经　　　D. 位听神经　　E. 视神经

(4) 支配斜方肌的是 　　　　　　　　　　　　　　　　　　(　)

A. 副神经　　　B. 迷走神经　　C. 面神经　　　D. 舌下神经　　E. 三叉神经

(5) 支配咀嚼肌的神经是 　　　　　　　　　　　　　　　　(　)

A. 动眼神经　　B. 舌咽神经　　C. 面神经　　　D. 迷走神经　　E. 三叉神经

2. 问答题

（1）分布到舌的神经有哪些？它们各执行什么功能？分布到眼球的神经有哪些？它们各执行什么功能？

（2）支配面部肌肉运动的是什么神经？分布到面部皮肤和负责黏膜感觉又是什么神经？

（3）试述迷走神经的行程和主要分布。

五、重点掌握

Ⅲ、Ⅳ、Ⅴ、Ⅶ、Ⅸ、Ⅹ、Ⅺ、Ⅻ对脑神经的纤维成分、出入颅的位置、分布和支配、损伤后的表现。

实习项目五　传导路

一、目的要求

1. 掌握全身浅感觉的传导路、躯干和四肢意识性的本体感觉传导路。
2. 熟悉锥体系运动传导路；视觉传导路；瞳孔对光反射通路。
3. 了解非意识性本体感觉传导路；锥体外系的组成及功能。

二、教具准备

运动和感觉传导路模型。

三、实习内容

利用神经传导路模型观察传导通路的行程，然后进行病例分析。

（一）感觉传导路

1. 躯干、四肢意识性的本体（深）感觉传导路

该传导路由 3 级神经元组成。第 1 级神经元的胞体位于脊神经节内（假单极神经元），其周围突随脊神经分布至躯干、四肢的肌、腱和关节的本体感受器，中枢突经后根进入脊髓同侧后索中上行。其中来自脊髓第 4 胸节以下的纤维形成薄束，来自第 4 胸节以上的纤维形成楔束。两束上行至延髓，分别止于薄束核和楔束核，由这两个核（第 2 级神经元）发出纤维向前绕过中央管的腹侧，在中线上与对侧者交叉，为内侧丘系交叉。交叉后的纤维在中央管两侧上行，

为内侧丘系,经脑桥和中脑上行,止于背侧丘脑(第3级神经元),由它发出纤维参与丘脑皮质束(丘脑中央辐射),经内囊后肢投射到中央后回的上2/3和中央旁小叶的后部。

2. 躯干、四肢浅感觉传导路

躯干、四肢浅感觉传导路由3级神经元组成。第1级神经元在脊神经节细胞,其周围突随脊神经分布至躯干、四肢的感受器,中枢突经后根进入脊髓上升1~2个节段后进入灰质后角(第2级神经元)。由后角发出纤维经中央管前方的白质前连合交叉到对侧。其中一部分纤维进入外侧索上行,组成脊髓丘脑侧束(传导痛温觉),另一部分纤维进入前索上行,组成脊髓丘脑前束(传导粗触觉)。两束向上经脑干止于背侧丘脑(第3级神经元)。由背侧丘脑发出纤维参与丘脑皮质束(丘脑中央辐射),经内囊后肢投射到中央后回上2/3和中央旁小叶的后部。

3. 头面部浅感觉传导路

头面部浅感觉传导路由3级神经元组成。第1级神经元胞体位于三叉神经节内,其周围突经三叉神经分布于头面部皮肤和黏膜的感受器,中枢突经三叉神经根入脑桥,分成短的升支和长的降支(三叉脊髓束)。升支传导触觉,止于三叉神经脑桥核;降支传导痛温觉,止于三叉神经脊束核。由三叉神经感觉核(第2级神经元)发出纤维交叉至对侧组成三叉丘脑束(三叉丘系),上升至背侧丘脑(第3级神经元),背侧丘脑发出纤维参与丘脑皮质束(丘脑中央辐射),经内囊后肢,投射到中央后回下部。

4. 视觉传导路

在视觉传导路模型上观察。视觉传导路的感受器为视网膜内的视锥和视杆细胞。传导路径为感受光波刺激→双极细胞→节细胞。节细胞的轴突在神经盘处集合向后行,出眼球组成视神经,其中来自视网膜鼻侧半的纤维在视交叉处交叉到对侧,而来自视网膜颞侧半的纤维在视交叉处不交叉,而是走在同侧,与对侧视交叉过来的纤维共同组成视束。视束纤维绕过大脑脚,多数纤维终于外侧膝状体,由它发出的纤维组成视辐射,经内囊后肢投射到枕叶距状沟上、下的皮质,即视觉中枢。

(二)运动传导路

1. 锥体系

(1)皮质脑干(核)束:在大脑冠状切面上(传导路模型),可见中央前回下部的锥体细胞的轴突集合组成皮质脑干(核)束,在大脑水平切面上经内囊膝部下行至中脑,经大脑脚下行。有一部分纤维交叉,有一部分纤维不交叉,终止于两侧的动眼神经运动核、滑车神经核、展神经核、三叉神经运动核、面神经核上半、疑核和副神经核。另一束纤维下行止于对侧面神经核下半和对侧舌下神经核。由各神经核再发出神经支配相应的肌。

（2）皮质脊髓束：在大脑冠状面上（传导路模型），可见中央前回上、中部和中央旁小叶前部皮质的锥体细胞轴突集合组成皮质脊髓束。在大脑水平切面上，皮质脊髓束经内囊后肢的前部下行，经脑干在延髓构成锥体。在锥体下端，大部分纤维左右交叉后下降至脊髓外侧索中形成皮质脊髓侧束。皮质脊髓侧束在下降过程中陆续终止于各节的前角运动细胞。在锥体下端没有交叉的纤维下行入脊髓前索，形成皮质脊髓前束，逐节段经白质前连合交叉至对侧前角运动细胞。前角运动细胞的轴突组成前根（即脊神经的运动纤维），支配躯干和四肢骨骼肌。

2. 锥体外系

结合挂图和模型，认识锥体外系的组成。

四、复习思考题

1. 简述躯干四肢本体感觉和精细触觉传导通路。

2. 简述躯干四肢浅感觉传导通路。

3. 简述视觉传导通路。

4. 一患儿经入院检查发现，右下肢瘫痪，肌张力减退，右膝反射消失，两下肢感觉正常。请问：病变在什么部位？为什么会出现这样的表现？

5. 一位68岁的老人，入院检查发现他的右边身体瘫痪，伸舌时偏向右边，右侧面下部表情肌瘫痪，上部表情肌还可以随意运动，右上肢和右下肢无随意运动，肌张力增高。请问：为什么会出现上述症状？病变在何部位？

五、重点掌握

躯干四肢本体感觉、精细触觉传导路；躯干四肢浅感觉传导路；头面部感觉传导路；视觉传导路；瞳孔对光反射传导路；皮质脊髓束；皮质核束；核上瘫；核下瘫。

实习项目六　内脏神经

一、目的要求

1. 掌握内脏神经区分及分布；交感和副交感神经低级中枢的位置。

2. 熟悉内脏运动神经与躯体运动神经的差别；灰、白交通支；交感干的位置和组成。

3. 了解腹腔神经节、肠系膜上、下神经节的位置；交感神经节前纤维和节后纤维的去向；内脏感觉的特点等。

二、教具准备

交感神经标本，脊神经标本和模型，第 3、7、9、10 对脑神经标本。

三、实习内容

内脏神经可分为内脏运动神经和内脏感觉神经两种。内脏运动神经又分为交感神经和副交感神经。交感神经和副交感神经各有中枢部和周围部。

1. 交感神经

交感干成对，位于脊柱的两侧，呈串珠状，上起颅底，下至尾骨的前面两干合并，终于一个奇神经节。每条交感干各有 22～24 个节，各节借节间支相连。交感干按其所在的位置可分为颈部、胸部、腰部和盆部。

◇ **颈部**：有 3 对神经节，分别称为颈上神经节、颈中神经节和颈下神经节。颈下神经节常与第 1 胸节合并形成颈胸神经节（星状神经节）。

◇ **胸部**：有 10～12 对胸神经节。① 交通支：胸部各节均有交通支与脊神经相连。② 内脏大神经：由第 5～10 胸交感神经节穿出的节前纤维向下合并而成。此神经向下穿过膈，终于腹腔神经节。③ 内脏小神经：由第 10～11（或 12）胸交感神经节穿出的节前纤维，斜向下穿过膈，终于主动脉肾神经节。

◇ **腰部**：有 4～5 对腰神经节。

◇ **盆部**：有 2～3 对骶神经节和 1 个奇神经节。

2. 副交感神经

副交感神经分为颅部和骶部。颅部副交感神经的节前纤维，分别随第 3、7、9 和 10 对脑神经走行。骶部副交感神经的节前纤维随骶神经的前支出骶前孔组成盆内脏神经，参加盆丛。

四、复习思考题

1. 躯体运动神经与内脏运动神经在结构、功能、分布上有何不同？

2. 交感神经与副交感神经在结构、功能和分布上有何区别？

五、重点掌握

交感神经低级中枢；副交感神经低级中枢；交感干；白交通支；灰交通支；内

脏大神经;内脏小神经;第 3、7、9 对脑神经副交感纤维换神经元位置。

实习项目七　脑和脊髓的被膜、脑室和脑脊液、脑的血管

一、目的要求

1. 掌握脑和脊髓被膜的层次名称;硬膜外腔;蛛网膜下腔;蛛网膜粒;硬脑膜窦;终池;小脑延髓池。

2. 熟悉大脑镰、小脑幕的位置;海绵窦、上矢状窦、下矢状窦、横窦、乙状窦和窦汇的位置及汇入。

3. 掌握脑室的名称、位置;熟悉脑脊液的循环途径。

4. 掌握大脑动脉环的位置、组成;熟悉颈内动脉主要分支的名称,大脑中动脉的分布范围。

5. 了解大脑前、后动脉的起止和分布范围等。

二、教具准备

1. 开颅和去椎板标本(示脑、脊髓被膜)和游离硬脑膜标本。
2. 脑血管标本和模型。

三、实习内容

(一)脑和脊髓的被膜

取已开颅和去掉椎板的标本以及离体脑膜标本观察。

1. 硬膜

硬膜可分为硬脑膜和硬脊膜。

(1)硬脑膜:贴附在颅骨内面,为一层较厚的坚韧致密的膜,此膜分两层,外面粗糙,内面光滑。硬脑膜在相当于矢状缝处内层折叠形成一形如镰刀向下垂的皱襞即为大脑镰,伸入大脑纵裂中。在相当于横窦沟处的硬脑膜内层伸入大、小脑之间,即为小脑幕。硬脑膜在某些部位两层分开,形成硬脑膜窦,主要有:① 上矢状窦位于大脑镰的上缘;② 下矢状窦在大脑镰下缘;③ 直窦在大脑镰与小脑幕连接处;③ 横窦位于颅骨横窦沟内;④ 乙状窦位于乙状窦沟内。

(2)硬脊膜:是脊髓最外的一层膜,上端附于枕骨大孔的边缘,与硬脑膜相续,下端于第 2 骶椎水平以下变细,包裹终丝,附于尾骨。硬脊膜与椎管之间的腔隙称为硬膜外腔(隙)。

2. 蛛网膜

蛛网膜位于硬膜的深面,是一层透明的薄膜,跨越脑和脊髓的沟裂。在上

矢状窦两旁,部分蛛网膜向上矢状窦突入,形成蛛网膜粒。蛛网膜与软膜间的空隙称为蛛网膜下腔(隙)。此腔有两处变大,其一在小脑与延髓之间,称为小脑延髓池,另一处在脊髓末端与第 2 骶椎水平之间的一段称为终池。

3. 软膜

软膜紧贴于脑和脊髓表面并伸入沟裂之间,分别称为软脑膜和软脊膜。软脑膜还参与脉络丛的构成,在侧脑室、第三脑室和第四脑室等处可见到脉络丛。

(二)脑室和脑脊液

1. 脑室

脑室为脑内的腔隙,包括侧脑室、第三脑室和第四脑室。侧脑室位于大脑半球内,左右各一。第三脑室为两侧背侧丘脑、下丘脑之间的裂隙。第四脑室位于脑桥、延髓与小脑之间。

2. 脑脊液

脑脊液由各脑室内脉络丛产生,其中以侧脑室脉络丛产生脑脊液的量最多(约 95%)。脑脊液循环途径:侧脑室→左右室间孔→第三脑室→中脑水管→第四脑室→两个外侧孔、一个正中孔→蛛网膜下腔→蛛网膜粒→上矢状窦。

(三)脑的血管

1. 脑的动脉

在脑的标本或脑模型的下面观察。脑动脉来源于椎动脉和颈内动脉。

(1)椎动脉:在脑桥基底沟内,左右椎动脉合成一条基底动脉,在脑桥上缘发出左、右大脑后动脉,分布于枕叶和颞叶。

(2)颈内动脉:经颈动脉管进入颅腔后分为大脑前动脉和大脑中动脉。分开大脑额叶处的大脑纵裂,可见大脑前动脉行于其内,并可见连于两者之间的小动脉为前交通动脉。大脑中动脉行于大脑外侧沟。在颈内动脉与大脑后动脉之间有后交通动脉与大脑后动脉相连。大脑前动脉、前交通动脉、颈内动脉、后交通动脉在脑底共同围成环状,故称大脑动脉环。

2. 脑的静脉

脑的静脉可分浅、深两种。浅静脉位于脑的表面,收集皮质及皮质下白质的静脉血,深静脉收集大脑深部的静脉血。两种静脉均注入其附近的硬脑膜窦。

四、复习思考题

1. 名词解释

大脑动脉环;蛛网膜粒;脉络丛;硬脑膜窦;硬脊膜外腔(隙);蛛网膜

下腔(隙)。

2. 问答题

(1) 试述脑的供血情况。脑溢血常发生在哪个部位,为什么?

(2) 硬膜外麻醉常在哪里进行穿刺,为什么,如何知道针刺到该处?

(3) 试述脑脊液的产生和循环途径。

五、重点掌握

颈内动脉供血范围;椎动脉供血范围;大脑动脉环;硬脑膜窦;硬脊膜外腔(隙);蛛网膜下腔(隙);蛛网膜粒;小脑延髓池;终池;脑脊液循环。

(浙江中医药大学　陈伟燕)

实习报告

实习报告一　骨学——总论

_____学院 _____专业 _____班级

姓名_____ 学号_____ 日期_____

实习内容_____

（一）填图

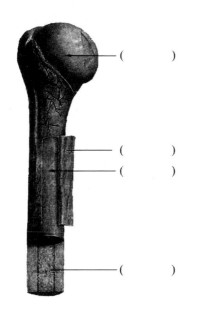

（　　　　）

（　　　　）

（　　　　）

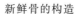

（　　　　）

新鲜骨的构造

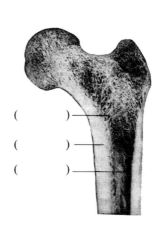

（　　　　）

（　　　　）

（　　　　）

股骨上端冠状切面

（二）实习小结与讨论

实习报告二　骨学——躯干骨

_____学院　_____专业　_____班级

姓名_____　学号_____　日期_____

实习内容_____

(一) 填图

骶骨

胸骨

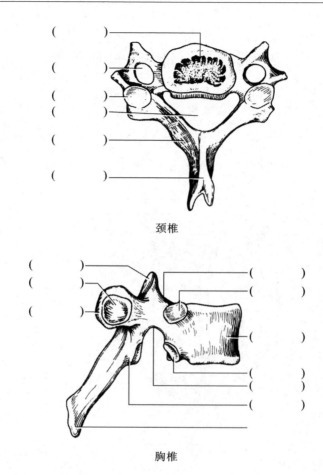

（ ）　　（ ）

（ ）　　（ ）

（ ）　　（ ）
（ ）　　（ ）

（ ）　　（ ）

（ ）　　（ ）

颈椎

（ ）　　（ ）　　　　　　（ ）　　（ ）
（ ）　　（ ）　　　　　　（ ）　　（ ）

（ ）　　（ ）

（ ）

（ ）　　（ ）
（ ）　　（ ）

（ ）　　（ ）

胸椎

（二）实习小结与讨论

实习报告三　骨学——上肢骨

_____学院　_____专业　_____班级

姓名_____　学号_____　日期_____

实习内容_____

（一）填图

（　　　）
（　　　）
（　　　）
（　　　）

（　　　）
（　　　）
（　　　）
（　　　）

（　　　）

（　　　）

（　　　）
（　　　）

（　　　）
（　　　）

肱骨前面

（　　　）
（　　　）
（　　　）
（　　　）

（　　　）
（　　　）
（　　　）

（　　　）
（　　　）

（　　　）

（　　　）

（　　　）

肩胛骨

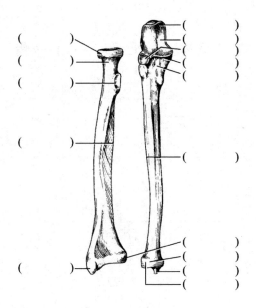

（　　）　　　　　　　　　　　　（　　）
（　　）　　　　　　　　　　　　（　　）
　　　　　　　　　　　　　　　　（　　）
（　　）　　　　　　　　　　　　（　　）
（　　）

（　　）　　　　　　　　　　　　（　　）

　　　　　　　　　　　　　　　　（　　）
　　　　　　　　　　　　　　　　（　　）
　　　　　　　　　　　　　　　　（　　）
（　　）　　　　　　　　　　　　（　　）

桡骨前面　　尺骨前面

（二）实习小结与讨论

实习报告四　骨学——下肢骨

_____学院　_____专业　_____班级

姓名_____　学号_____　日期_____

实习内容_____

（一）填图

（　　　）

（　　　）

（　　　）
（　　　）

（　　　）
（　　　）

（　　　）
（　　　）
（　　　）
（　　　）

（　　　）

股骨后面

（　　　）

（　　　）

（　　　）

（　　　）

（　　　）

（　　　）

胫骨前面

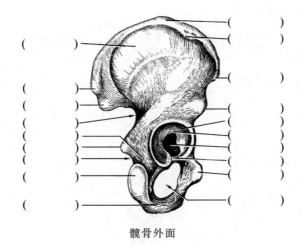

髋骨外面

（二）实习小结与讨论

实习报告五　骨学——颅骨

_____学院　_____专业　_____班级

姓名_____　学号_____　日期_____

实习内容_____

（一）填图

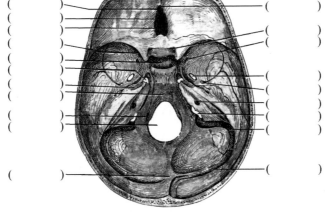

（　　　　）
（　　　　）
（　　　　）
（　　　　）
（　　　　）
（　　　　）
（　　　　）
（　　　　）

（　　　　）
（　　　　）
（　　　　）
（　　　　）

颅底内面观

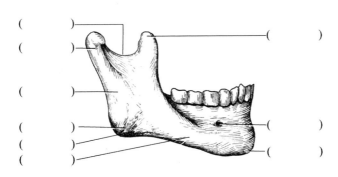

（　　　　）
（　　　　）

（　　　　）

（　　　　）
（　　　　）
（　　　　）

（　　　　）

（　　　　）

（　　　　）

下颌骨

（二）实习小结与讨论

实习报告六　关节学——躯干骨连结

_____学院　_____专业　_____班级

姓名_____　学号_____　日期_____

实习内容_____

（一）填图

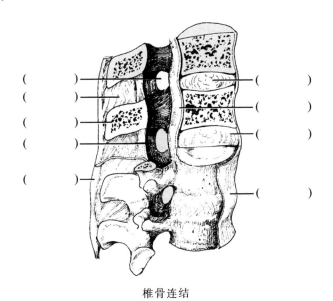

（　　　）
（　　　）
（　　　）
（　　　）

（　　　）

（　　　）
（　　　）
（　　　）

（　　　）

椎骨连结

（二）实习小结与讨论

实习报告七　关节学——上肢骨连结

_____学院　_____专业　_____班级

姓名_____　学号_____　日期_____

实习内容_____

（一）填图

（　　）

（　　）

（　　）

（　　）

（　　）

肩关节

（　　）
（　　）
（　　）
（　　）

（　　）
（　　）

手关节

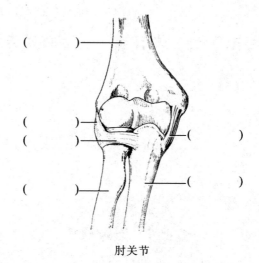

( )———

( )—

( )—   ( )

( )———   ( )

肘关节

（二）实习小结与讨论

实习报告八 关节学——下肢骨连结

_____学院 _____专业 _____班级

姓名_____ 学号_____ 日期_____

实习内容_____

（一）填图

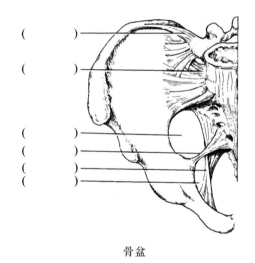

（ ）

（ ）

（ ）
（ ）
（ ）
（ ）

骨盆

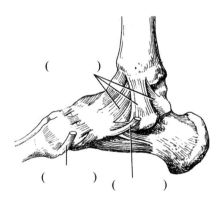

（ ）

（ ） （ ）

踝关节内侧面

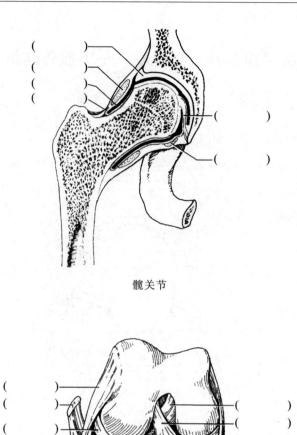

髋关节

膝关节

（二）实习小结与讨论

实习报告九　肌学——躯干肌

_____学院 _____专业 _____班级

姓名_____ 学号_____ 日期_____

实习内容_____

(一) 填图

（　　　　）

（　　　　）

（　　　　）　　　　　　　　　　　　　　　　（　　　　）

（　　　　）

　　　　　　　　　　　　　　　　　　　　　　（　　　　）

背肌

（　　　　）

（　　　　）　　　　　　　　　　　　　　　（　　　　）

　　　　　　　　　　　　　　　　　　　　　（　　　　）

（　　　　）　　　　　　　　　　　　　　　（　　　　）

（　　　　）

（　　　　）　　　　　　　　　　　　　　　（　　　　）

（　　　　）

　　　　　　　　　　　　　　　　　　　　　（　　　　）

腹肌

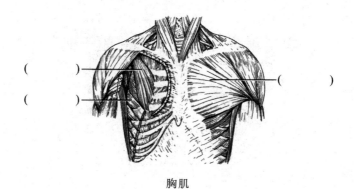

（　　　　）

（　　　　）

（　　　　）

胸肌

（二）实习小结与讨论

实习报告十   肌学——头颈肌

_____学院 _____专业 _____班级

姓名_____ 学号_____ 日期_____

实习内容_____

(一) 填图

头肌

(二) 实习小结与讨论

实习报告十一　肌学——上肢肌

_____学院 _____专业 _____班级

姓名_____ 学号_____ 日期_____

实习内容_____

（一）填图

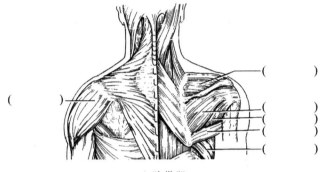

上肢带肌

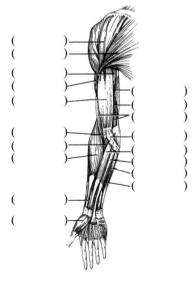

上肢肌

（二）实习小结与讨论

实习报告十二　肌学——下肢肌

_____学院 _____专业 _____班级

姓名 _____ 学号 _____ 日期 _____

实习内容_____

(一) 填图

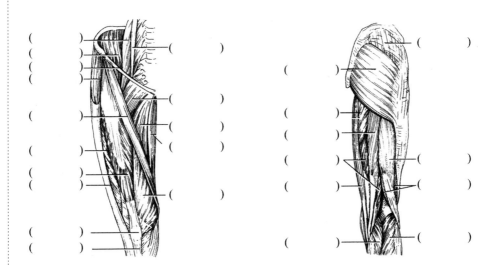

下肢肌 1

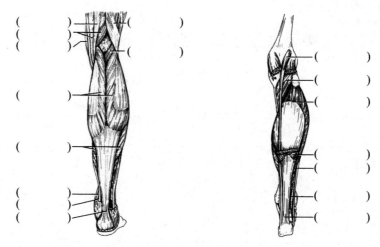

（　　）　（　　）
（　　）
（　　）　　（　　）

（　　）　　（　　）
（　　）
（　　）　　（　　）

（　　）
（　　）　　（　　）

（　　）　　（　　）
（　　）
（　　）　　（　　）
（　　）

下肢肌 2

（二）实习小结与讨论

实习报告十三　消化系统——消化管和消化腺

_____学院　_____专业　_____班级

姓名_____　学号_____　日期_____

实习内容_____

(一) 填图

(　　　　　) 　　　　　　　　　　　　　　　(　　　　　)

(　　　　　) 　　　　　　　　　　　　　　　(　　　　　)

(　　　　　) 　　　　　　　　　　　　　　　(　　　　　)

(　　　　　) 　　　　　　　　　　　　　　　(　　　　　)

肝

(　　　　　)

(　　　　　)

(　　　　　) 　　　　　　　　　　　　　(　　　　　)

(　　　　　)

(　　　　　)

口腔 1

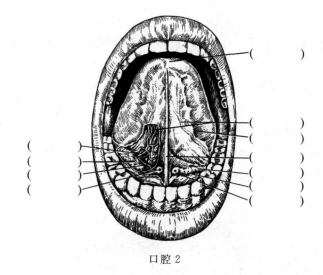

口腔 2

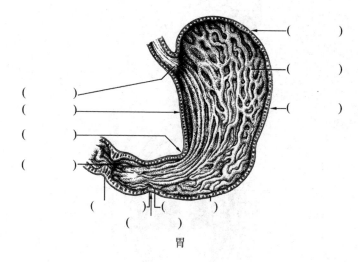

胃

(   )   (   )
(   )   (   )
(   )   (   )
(   )   (   )
(   )   (   )
(   )   (   )
(   )   (   )
(   )   (   )
(   )   (   )

(   )   (   )

(   )   (   )

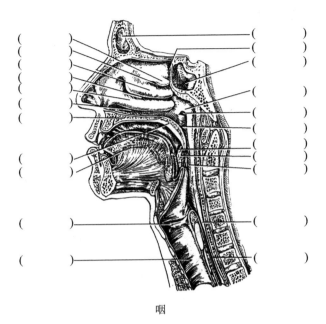

咽

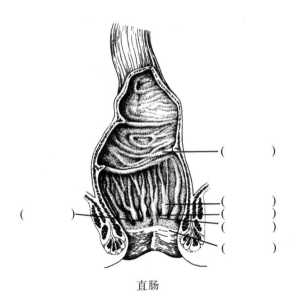

(   )   (   )
                        (   )
(   )   (   )
                        (   )

直肠

（二）实习小结与讨论

实习报告十四　消化系统——腹膜

_____学院 _____专业 _____班级

姓名_____ 学号_____ 日期_____

实习内容_____

（一）填图

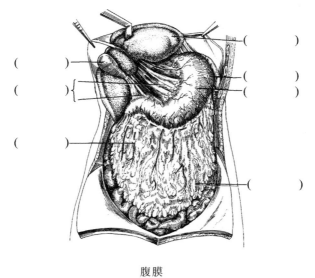

腹膜

（二）实习小结与讨论

实习报告十五 呼吸系统

_____学院 _____专业 _____班级

姓名_____ 学号_____ 日期_____

实习内容_____

(一) 填图

喉 1

喉 2

（二）实习小结与讨论

实习报告十六　　泌尿系统

_____学院 _____专业 _____班级

姓名_____ 学号_____ 日期_____

实习内容_____

(一) 填图

(　　　　)

(　　　　)

(　　　　)

(　　　　)

(　　　　)

(　　　　)

(　　　　)

(　　　　)

(　　　　)

(　　　　)

(　　　　)

(　　　　)

肾

(二) 实习小结与讨论

实习报告十七　　泌尿生殖系统

_____学院 _____专业 _____班级

姓名_____ 学号_____ 日期_____

实习内容_____

（一）填图

男性泌尿生殖系统

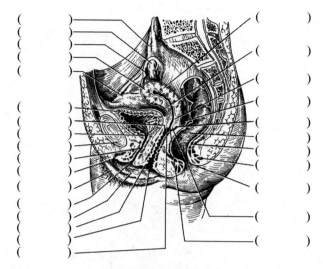

女性泌尿生殖系统

（二）实习小结与讨论

实习报告十八　　感觉器

_____学院　　_____专业　　_____班级

姓名_____　　学号_____　　日期_____

实习内容_____

（一）填图

(　　　　)

(　　　　)
(　　　　)
(　　　　)

(　　　　)
(　　　　)
(　　　　)
(　　　　)
(　　　　)

(　　　　)
(　　　　)
(　　　　)
(　　　　)

耳

(　　　　)
(　　　　)
(　　　　)

(　　　　)
(　　　　)
(　　　　)

(　　　　)

(　　　　)

(　　　　)

(　　　　)
(　　　　)

(　　　　)

眼

（二）实习小结与讨论

实习报告十九　循环系统——心

_____学院　_____专业　_____班级

姓名_____　学号_____　日期_____

实习内容_____

（一）填图

心 1

心 2

（二）实习小结与讨论

实习报告二十　循环系统——动脉

_____学院　_____专业　_____班级

姓名_____　学号_____　日期_____

实习内容_____

（一）填图

腹腔干及分支

锁骨下动脉

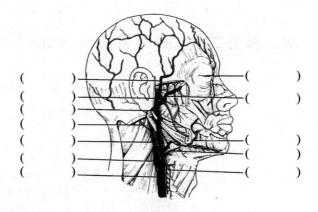

<table>
<tr><td>（　　　　　）</td><td></td><td>（　　　　　）</td></tr>
<tr><td>（　　　　　）</td><td></td><td>（　　　　　）</td></tr>
<tr><td>（　　　　　）</td><td></td><td></td></tr>
<tr><td>（　　　　　）</td><td></td><td></td></tr>
<tr><td>（　　　　　）</td><td></td><td>（　　　　　）</td></tr>
<tr><td>（　　　　　）</td><td></td><td>（　　　　　）</td></tr>
<tr><td>（　　　　　）</td><td></td><td>（　　　　　）</td></tr>
</table>

头面部动脉

（二）实习小结与讨论

实习报告二十一　　循环系统——静脉

_____学院　_____专业　_____班级

姓名_____　学号_____　日期_____

实习内容_____

（一）填图

上肢浅静脉

下肢浅静脉

（二）实习小结与讨论

实习报告二十二　　神经系统——脊髓

_____学院　_____专业　_____班级

姓名_____　学号_____　日期_____

实习内容_____

(一) 填图

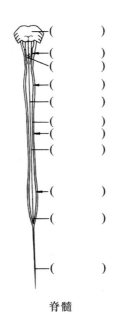

(　　　　)
(　　　　)
(　　　　)
(　　　　)
(　　　　)
(　　　　)

(　　　　)

(　　　　)

(　　　　)

脊髓

(二) 实习小结与讨论

实习报告二十三　　神经系统——脊神经

_____学院　　_____专业　　_____班级

姓名_____　　学号_____　　日期_____

实习内容_____

(一) 填图

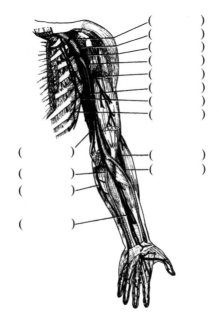

臂丛上肢前面

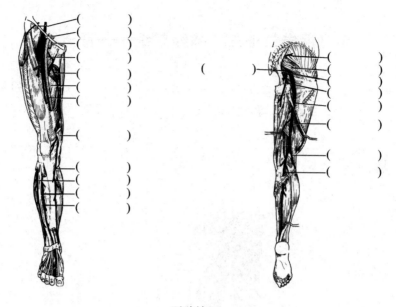

下肢神经

（二）实习小结与讨论

实习报告二十四 神经系统——大脑

_____学院 _____专业 _____班级

姓名_____ 学号_____ 日期_____

实习内容_____

（一）填图

大脑

（二）实习小结与讨论

实习报告二十五　神经系统——脑干

_____学院　_____专业　_____班级

姓名_____　学号_____　日期_____

实习内容_____

(一) 填图

脑干

(二) 实习小结与讨论